Renato Gregório

BEM-VINDO, DOUTOR

A construção de uma carreira baseada em credibilidade e confiança

Rio de Janeiro - 2ª edição - 2015

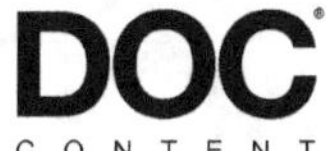

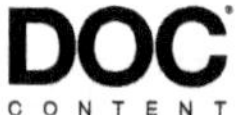

São Paulo

Av. Santa Catarina, 1.521 - Sala 308 - Vila Mascote - São Paulo - SP - (11) 2539-8878

Rio de Janeiro

Estrada do Bananal, 56 - Jacarepaguá - Rio de Janeiro - RJ - (21) 2425-8878

Estados Unidos

4929 Corto Drive - Orlando - FL - 32837 - 1 (321) 746-4046

www.universodoc.com.br | atendimento@doccontent.com.br

Diretor
Renato Gregório

Diretor digital
Marconde Miranda

Gerente editorial
Bruno Aires

Editor
Marcello Manes

Gerente comercial
Karina Maganhini

Gerente do programa PróDOC
Valeska Vidal

Coordenadora editorial
Mariana Moreira

Coordenador técnico-científico
Guilherme Sargentelli (CRM 541480-RJ)

Revisores
Adriano Bastos e Leonardo de Paula

Gerentes de relacionamento
Beatriz Piva, Camila Kuwahara, Sâmya Nascimento e Selma Brandespim

Capa e diagramação
Danielle V. Cardoso

Assistentes comerciais
Heryka Nascimento e Jessica Feliciano

Coordenador de varejo e marketing
Sandro Costa

Coordenadora administrativa
Cintia Vasconcelos

Produção gráfica
Pedro Henrique Soares, Thamires Cardoso e Viviane Coutinho

Gregório, Renato.

Bem-vindo, doutor: a construção de uma carreira baseada em credibilidade e confiança / Renato Gregório — Rio de Janeiro: Editora DOC, 2015. 2ª edição - 136 p.

ISBN 978-85-8400-003-6

1. Bem-vindo, doutor. I. Gregório, Renato.

CDD-658.4

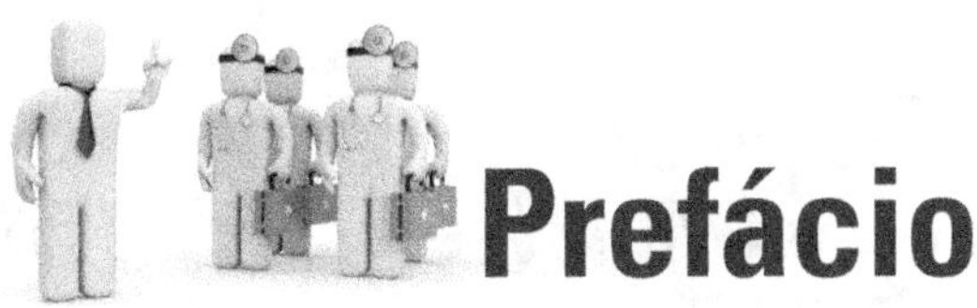

Prefácio

Quando em algum lugar, em alguma época, duas pessoas se dispuseram a fazer algo em comum, buscando o benefício de uma como consequência da aplicação do saber da outra, estava pela primeira vez consolidada uma relação de confiança.

E fossem quais fossem o motivo e a necessidade, o saber e a prática, a base moral e ética para o sucesso estava plantada nessa confiança. E esse sucesso teria então uma enorme chance de ser alcançado.

E, dessa maneira, estava caracterizada a Relação Médico-Paciente, que é um dos grandes pilares da prática da Medicina. Relação essa que deve ser cultivada durante toda a vida profissional do médico.

Esse livro mostra o viés ético em todas as suas análises e tem o cuidado e a preocupação de realçar essa a relação médico-paciente, além de outros realces e outros relacionamentos, em várias abordagens, como na construção de um nome forte, na conquista de embaixadores, na construção de um marketing pessoal, no atendimento a convênios e na orientação de sua equipe.

Esse livro tem sua excelência no objetivo de esclarecer e orientar o jovem médico sobre pontos essenciais para seu sucesso. Por isso faz uma abordagem bastante didática sobre mercado de trabalho, sobre montagem e gestão do consultório, sobre desenvolvimento de liderança, sobre marketing e sobre a imagem do próprio médico. Dessa forma, vem completar uma lacuna que ainda existe no processo de formação e graduação do médico.

Após sua leitura, fica comprovada a sua atualidade e sua total aplicação como uma fonte de consulta e de orientação para quem está se lançando no exercício dessa nobre e difícil profissão.

Arnaldo Pineschi

Pediatra e diretor da empresa Pineschi Consultoria e Gestão. Membro do conselho editorial da revista Bioética, do Conselho Federal de Medicina (CFM). Presidente do Departamento de Bioética da Sociedade Brasileira de Pediatria (SBP).

Agradecimentos

Este livro contou com a participação de várias pessoas. Citá-los aqui é o mínimo que posso fazer para expressar a minha gratidão.

A Bruno Aires, Mariana Moreira e Renan Peixoto, que auxiliaram e orientaram a elaboração das ideias e das atualizações do livro.

Aos colaboradores: Dani, Leonardo de Paula, Marcello Manes, Paty, Rafael Martins, Valeska, Vinícius Corrêa, Vivi e a toda equipe da Editora DOC.

Ao meu amigo e sócio, Marconde Miranda.

Aos meus pais Hélio e Lucila e a minha mais que irmã Tati – não consigo expressar em palavras a importância de vocês em minha vida. E um agradecimento especial aos meus filhos Bê e Clara, que fazem minha jornada ter mais sentido.

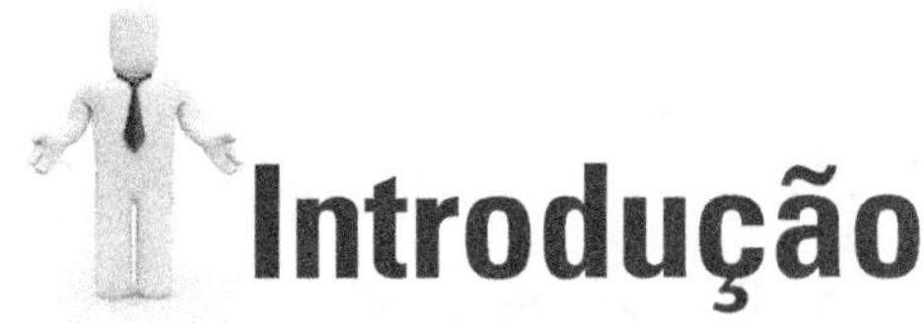

Introdução

Um jovem comemora. Acaba de descobrir que passou em um dos vestibulares mais concorridos do país, pois concorreu a uma vaga para Medicina. O sonho do ensino superior se concretiza. Esse, no entanto, é apenas o primeiro passo.

Após anos na sala de aula e em muitos casos na residência, o jovem conclui seu curso e mergulha de cabeça no mercado de trabalho. O ambiente agora é bem mais hostil e complexo. As barreiras para o recém-formado são muitas. Surgem diversas questões: qual é o caminho a seguir? Como conseguir pacientes? E o sonho do consultório próprio, será possível realizá-lo? É um caminho viável?

Responder a todas estas perguntas não é simples. Muitos médicos recém-formados sentem-se desorientados ao saírem dos bancos escolares e desconhecem como proceder para trilhar a carreira sem serem surpreendidos pelo mercado. Apesar de terem recebido orientações técnicas na graduação e passarem alguns anos como residentes, onde puderam adquirir experiência, os profissionais chegam ao mercado cheios de incertezas.

Com tantas dúvidas e desafios pela frente, o jovem médico deve estar se perguntando: e agora? O que fazer? Não por acaso, o nome deste livro é *Bem-vindo, doutor*, uma forma de dizer que, apesar de tantos desafios, o médico já está no caminho certo para a profissão em que inicia. Nossa proposta é apresentar, nos capítulos que se seguem, uma série de orientações para quem dá os primeiros passos na carreira médica.

As escolas médicas têm a função de formar o médico enquanto técnico e, por causa disso, abrem pouco espaço para questões relacionadas à carreira. O profissional normalmente recebe uma orientação mínima no que diz respeito a sua colocação no mercado e sobre as ferramentas para gerir sua profissão, seu consultório ou sua clínica, além de poucos conhecimentos em relacionamento interpessoal. Embora o médico não receba esse conhecimento na universidade, o mercado exige cada vez mais esse tema. Uma carreira sólida é a soma da competência técnica com a habilidade para gerenciar sua profissão. Portanto, saber gerenciar sua carreira é o maior diferencial que um médico pode ter.

A ESTRUTURA DO BEM-VINDO, DOUTOR

Este livro está organizado em quatro partes. Na primeira parte, capítulos 1 e 2, apresento um panorama do mercado, que revela o quanto a profissão médica está concorrida nas principais regiões do país. Só no Rio de Janeiro, quase 2.500 novos médicos se formam todos os anos. Também apresento as características de uma carreira bem-sucedida e os fatores determinantes para construir um nome forte.

A segunda parte constitui-se de um guia sobre como abrir o próprio consultório, com orientações que vão desde a escolha de um local adequado até as informações sobre os investimentos necessários para a realização desse sonho. Localização, equipamentos, funcionários, impostos, reformas e manutenção são alguns dos itens que entram na rotina do médico a partir de então. Sem saber como lidar com esses elementos, as chances de enfrentar dificuldades no negócio crescem de modo considerável.

Antes mesmo de arregaçar as mangas e iniciar o trabalho, o profissional deve avaliar se o sonho de montar o consultório é viável naquele momento e se existem condições adequadas para isso. Através de dicas simples, o jovem médico terá condições de planejar a sua trajetória e identificar o momento certo para dar cada passo.

Na terceira parte, abordo as principais questões sobre a captação dos pacientes e a importante relação médico-paciente. Como transformar o seu cliente em um embaixador? De que forma eles devem ser atendidos para que se transformem em pacientes leais ao médico? Para responder a esses e outros questionamentos, abordo a importância de encontrar um diferencial competitivo.

As ferramentas de gestão e marketing pessoal também são abordadas nessa parte, pois são alternativas eficientes para o médico recém-formado. O fortalecimento da imagem do profissional e do serviço deve começar desde cedo na carreira do médico.

A quarta e última parte do livro discute a importante e polêmica relação do médico com os convênios. Para muitos, credenciar-se é uma necessidade e não há outra opção, já que ainda não têm uma carteira de pacientes particulares consolidada.

Além de apresentar um panorama do setor, este livro pretende ser um guia prático, que indique caminhos e oriente o profissional que acabou de sair da universidade. É fato que as necessidades impostas pelo mercado e pelo ambiente não são consideradas pelo currículo atual das instituições de ensino superior. Por causa da lacuna existente entre academia e mercado, é natural que o jovem médico se sinta despreparado para decidir qual caminho seguir diante de tantos fatores que são estranhos e externos a sua preparação e ao seu histórico.

Anualmente, milhares de jovens médicos são "lançados" no mercado de trabalho, sem qualquer orientação, que não a técnica, sobre como se posicionar e dar o pontapé inicial em sua carreira. Sem essa devida orientação, muitos acabam por tomar decisões erradas. O insucesso desse profissional tem efeitos individuais e também coletivos. Mais profissionais mal-inseridos e posicionados no mercado saturam a concorrência em determinadas localidades, geram a redução nos valores das consultas e dificultam ainda mais as parcerias com os convênios.

Da mesma maneira, profissionais que não dão a devida atenção ao atendimento e ao relacionamento com seus pacientes transmitem uma péssima imagem, o que vai minando aos poucos a credibilidade e a confiança na classe médica, itens considerados indispensáveis e que já estiveram mais valorizados. O precário preparo administrativo é outro fator que contribui de forma negativa para uma percepção ruim do serviço prestado pelos profissionais da Saúde.

Tenha a noção que, quando um novo médico não encontra o devido espaço ou se posiciona no mercado de maneira inadequada, toda a classe sai perdendo. A competição se acirra, os investimentos se perdem, os relacionamentos se desgastam, o valor agregado ao trabalho se reduz e a imagem do médico se enfraquece. É, portanto, economicamente saudável que o médico obtenha uma boa orientação antes de dar os primeiros passos em sua carreira.

Pretendo, com este livro, gerar discussões, estimular reflexões e discutir caminhos, mas jamais impor uma verdade única.

Seja Bem-vindo, doutor, e boa leitura.
Renato Gregório

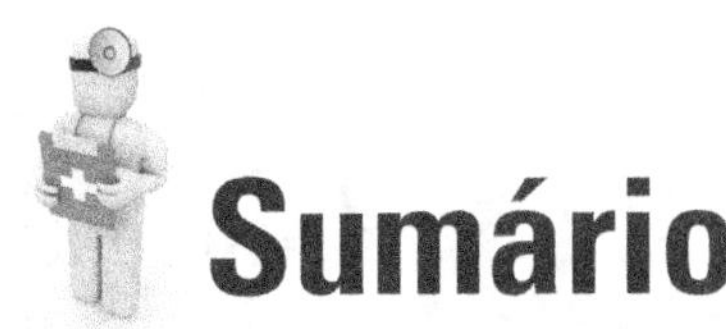

Sumário

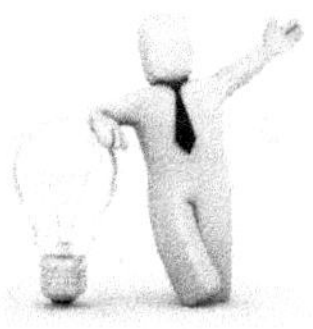

Veja **10 superdicas**
que você encontrará neste livro

1. CONHEÇA E MONITORE O MERCADO

O primeiro passo é compreender o mercado médico. Estude as regiões, os salários, as oportunidades e esteja sempre acompanhando os locais que mais demandam serviços da sua especialidade, além de variáveis que estão sempre em mudança, como em todos os outros segmentos do mercado.

2. PLANEJE A CARREIRA

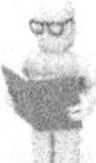

Estipule metas. Escreva quais são seus objetivos em curto, médio e longo prazos e o que é necessário para conseguir alcançá-los. Essa é uma boa maneira de se organizar para trabalhar em prol de algo que se quer, sem perder o foco.

3. ESTABELEÇA PARCERIAS

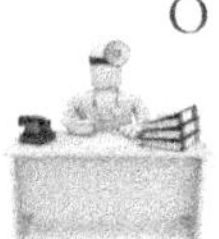

O trabalho em conjunto com outros profissionais dinamiza os processos, gera maior valor e minimiza os gastos. A escolha dessa parceria deve ser cautelosa. Você verá neste livro que a afinidade entre os sócios e a competência garantem uma melhor administração do consultório.

4. CUIDE DA SUA MARCA

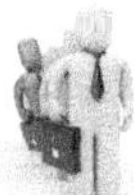

A imagem que o médico transmite a terceiros é sua marca. E ela é interpretada através de vários atributos: desde todo seu conhecimento e habilidades técnicas até o relacionamento com seus colaboradores, pacientes e colegas. Assim, não basta ser um bom profissional, é preciso fazer as pessoas tomarem conhecimento disso.

5. RECONHEÇA SUAS VANTAGENS COMPETITIVAS

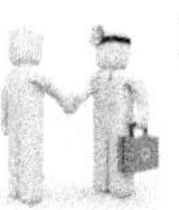

Essa é uma forma de tornar sua marca mais forte. Procure reconhecer seu perfil e quais são suas vantagens em relação a seus colegas (pode ser o modo como se relaciona com os pacientes ou iniciativas que tome em prol deles, como programas para educação do paciente, por exemplo). Estudar ferramentas de marketing pessoal pode ser útil também para promover seus pontos fortes e suas competências, diferenciando-o dos demais.

6. INVISTA NA EDUCAÇÃO DOS PACIENTES

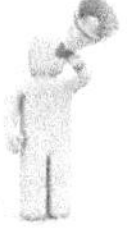

Não apenas trate as doenças, mas também estimule a conscientização dos pacientes. Caminhe no sentido da prevenção, da orientação, promovendo a saúde e uma boa qualidade de vida para seus clientes, de modo a ensiná-los a lidar com seus corpos da melhor forma possível, e fortaleça, assim, a confiança que eles têm em você.

7. MANTENHA UM BOM RELACIONAMENTO COM SEUS COLABORADORES

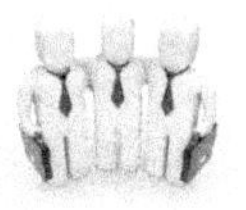

O auxílio de uma equipe competente e comprometida ajudará a dar conta das demandas do consultório. A imprescindível afinação entre o médico e seus colaboradores contribui para o sucesso do trabalho. Entre os principais membros da equipe estão as secretárias, à frente de funções importantes do consultório. Procure, então, ter um bom relacionamento com todos.

8. INVISTA EM QUALIFICAÇÃO

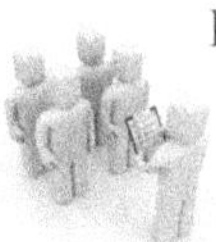

Inscreva-se em cursos, congressos, palestras, seminários, enfim, tudo que garanta uma educação continuada, que o faça manter-se sempre atualizado. Essa é a melhor maneira de apresentar para seus pacientes novos dados e métodos de tratamento, reforçando suas capacidades e diferencial diante deles.

9. MANTENHA A ÉTICA MÉDICA COMO UM GUIA PARA SUAS ATITUDES E AÇÕES NA PROFISSÃO

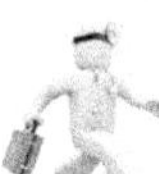

Baseie todas as suas ações na ética médica. Por mais que você pense que não há "problemas" em realizar determinadas ações que vão de encontro ao que o Código de Ética Médica estabelece, você pode ser o mais prejudicado ao optar por um comportamento antiético. Fique atento.

10. TRAGA OS PLANOS DE SAÚDE PARA O SEU LADO

Tente entender como funcionam os convênios de planos de saúde, tomando nota dos seus direitos e os dos seus pacientes dentro de sua especialidade. Aliás, trate de sempre acompanhar seus faturamentos. Essa é uma boa forma de não ter surpresas nem contratempos com os planos de saúde.

Do sonho à realidade

"Ao fixar uma meta, geralmente, quanto mais alta, melhor"

Nemoto

Com o diploma em mãos, o recém-formado normalmente acredita que está preparado para enfrentar o mercado de trabalho. Sua vontade é atender pacientes, melhorar tecnicamente e obter sucesso na carreira escolhida. Cheio de entusiasmo, acredita que esses elementos são suficientes para se destacar no mercado. Porém, na prática, o caminho é mais longo do que parece. Embora acredite já possuir tudo que é necessário para ingressar com sucesso na profissão, ao deparar-se com o cenário externo à instituição de ensino, o recém-formado logo percebe que a realidade é outra.

Em grande parte dos casos, esse "choque" de realidade ocorre de maneira perversa. E o sonho, na maioria das vezes, dá lugar a uma série de desapontamentos e dificuldades. Não raro, o profissional, envolto em um cenário tão diferente do que esperava encontrar, pode se decepcionar e abandonar a profissão. Muitos médicos recém-formados não imaginam o quanto pode ser disputada uma colocação no mercado. E possuir consultório próprio nem sempre garante uma posição mais confortável.

As universidades brasileiras formam, anualmente, milhares de novos médicos que, antes de começarem a alçar voos próprios, precisam passar pelo período de residência em hospitais, clínicas ou ambulatórios. No país, funcionam, hoje, 175 instituições de ensino que oferecem o curso de Medicina. O número de faculdades cresceu nos últimos anos e a consequência desse aumento é o crescimento visível do total de profissionais no mercado de trabalho.

A partir de então, a quantidade de cursos cresceu em um processo gradativo, com velocidade não constante. Até o final da década de 1950, havia 27 cursos de Medicina no Brasil. No início dos anos 70, esse número saltou para 63. Nas duas décadas seguintes, apenas 17 cursos novos foram abertos. Segundo a Associação Médica Brasileira (AMB), nos anos 90 surgiram mais 20 cursos. Já a partir dos anos 2000, houve um verdadeiro *boom* das escolas médicas: de 2000 a 2013, 113 novos cursos de Medicina foram inaugurados, dos quais 75 particulares e 38 públicos.

O Conselho Federal de Medicina (CFM) estima que existam cerca de 391 mil médicos no Brasil, distribuídos de maneira desigual pelas cinco regiões do país. No Sudeste, há aproximadamente 221 mil profissionais, enquanto no Norte são registrados pouco mais de 16 mil médicos. No Nordeste, o órgão estima que existam cerca de 66 mil profissionais, enquanto dados apontam por volta de 58 mil no Sul e 28 mil no Centro-Oeste.

Por causa dessa questão, muitas entidades de classe pressionam o governo para que este controle a criação e a abertura de novos cursos em áreas saturadas. Devido às desigualdades regionais, a maioria dos profissionais está concentrada em certas regiões, enquanto outras ficam totalmente desguarnecidas. Em algumas cidades, o CFM não registra a presença de nenhum médico. Todo o estado do Acre, por exemplo, possui apenas 862 médicos em atividade. Destes, 623 estão na capital e os demais, espalhados pelo interior do estado. Já no Rio de Janeiro, a título de comparação, o CFM registra 61 mil médicos atuando no estado. A maior parte deles (39 mil ou 63,9%) está concentrada na capital.

Tanto pela discrepância entre um estado e outro, como pelo abismo verificado entre as grandes cidades e os municípios interioranos, esses números revelam a exata dimensão da desigualdade na distribuição dos médicos em nosso país. Esse dado, obviamente, é importantíssimo para o futuro profissional, em especial no momento de tomar a decisão por determinada especialidade e região para desenvolver sua carreira.

O PAPEL DA RESIDÊNCIA

A residência é parte essencial na formação do médico. Apenas o conhecimento clínico, obtido na faculdade, é visto hoje como insuficiente para as exigências impostas pelo mercado de trabalho. Como caminho de preparação, a residência torna-se uma forma de o recém-formado se especializar e conhecer um pouco mais a realidade que está por vir. A especialização através da residência é o melhor caminho, embora esteja comprovado que não há oportunidades suficientes para todos que se formam.

Em 2011, eram oferecidas, em todo o país, 11.166 vagas para o primeiro ano de residência, em 3.497 programas de residência. Porém, esse número está aquém da quantidade de formandos. Segundo dados da Associação dos Médicos Residentes do Estado do Rio de Janeiro (Amererj), o número de vagas na residência oferecidas no estado contempla apenas 30% dos alunos que se formam anualmente. Trata-se, portanto, de um novo vestibular, bem mais concorrido que o primeiro.

Vencida essa etapa, o médico, por fim, começa a ter um contato mais próximo com a prática diária de sua profissão. Normalmente, é durante esse período que o profissional começa a traçar os seus planos para o início da carreira. É óbvio que decidir quais os melhores caminhos para construir uma carreira não é simples. Depende, em grande parte, de autoconhecimento, algo que poucas pessoas possuem, ainda mais no início da vida profissional. O recém-formado ou residente precisa, portanto, saber como poderá se planejar. Com as respostas em mãos, ele terá melhores condições de avaliar as alternativas que tem pela frente.

É importante ressaltar que o médico deve saber não apenas das suas qualidades e dos seus pontos positivos, mas também dos seus pontos fracos e das lacunas em sua formação. Quem conhece e reconhece seus pontos negativos, com certeza, tem melhores chances de corrigir ou adequar suas fraquezas às exigências impostas.

A residência, diferentemente da etapa universitária, deve ser uma fase em que o futuro médico olhe tanto "para fora" como também "para dentro". O residente deve avaliar o ambiente externo, incluindo aqui as questões ligadas à Medicina, a sua especialidade e ao mercado, mas também o ambiente interno, para ter noção das oportunidades e ameaças que possam atingir sua carreira.

O período da residência é riquíssimo nesse sentido, pois dá ao futuro médico oportunidade de avaliar determinada especialidade *in loco*, além de traçar um paralelo com o mercado. É a chance que o profissional possui para ajustar suas metas e planos: é o momento de ponderar se aquela especialidade é realmente a que deseja e se seus planos estão alinhados com as oportunidades.

Quando termina a residência, o médico está pronto para a "selva" do mercado. Esse costuma ser um momento de muita angústia e expectativa, mas é também a hora de colocar em prática o planejamento e o que foi aprendido após anos de estudos e preparação.

PROGRAMA MAIS MÉDICOS E O ESTÁGIO OBRIGATÓRIO NO SUS

Como parte do Pacto Nacional pela Saúde (PNS), o Governo Federal lançou o Programa Mais Médicos (Lei 12.871/2013), com o objetivo de aperfeiçoar o atendimento aos usuários no Sistema Único de Saúde (SUS). Identificando escassez de profissionais em determinadas regiões do país, e que a quantidade de vagas ofertadas para a residência médica é inferior ao número de formandos no curso de Medicina, o programa visa conceder mais investimentos na saúde.

O Ministério da Saúde calcula que, no Brasil, haja 1,83 médicos para cada mil habitantes, uma média mais baixa que na Argentina, Uruguai, Portugal, Espanha, Reino Unido, Austrália, Itália e Alemanha. Além disso, cinco estados estão abaixo da média nacional: Acre (0,94), Piauí (0,92), Pará (0,77), Roraima (0,76), e Maranhão (0,58).

Para corrigir essa defasagem e permitir que o médico tenha uma formação que condiz com a realidade brasileira, foram criadas as Novas Diretrizes Curriculares Nacionais dos cursos de Medicina. Em vigor desde o dia 23 de junho de 2014, a partir da publicação da Resolução 3/2014 no Diário Oficial da União (DOU), um dos principais pontos do documento é a criação de um segundo ciclo do curso de Medicina. Após formar-se, o residente deverá realizar um estágio obrigatório no SUS, por no mínimo dois anos, cumprindo ao menos uma carga horária de 30% em regime de internato, com prestação de atendimento na atenção básica e em serviço de urgência e emergência. A cada dois anos, o governo fará uma avaliação dos estudantes, como parte do processo de qualificação para os exames dos programas de residência médica.

As universidades em todo o país passam a ter um prazo até dezembro de 2018 para implementar as inovações da proposta. Entretanto, os cursos com novas turmas a partir da data de vigência da resolução terão um ano para a execução das novas regras. A proposta também busca igualar as vagas para a residência com o número total de egressos dos cursos de Medicina do ano anterior.

PLANEJAMENTO E CONFIANÇA: OS PRIMEIROS PASSOS

Para quem acaba de sair da universidade e atualmente participa de um programa de residência, pensar na carreira pode parecer algo distante. No entanto, o sucesso de um profissional tem início no instante em que ele começa a se dedicar ao trabalho, ainda na sala de aula. Com isso, pode-se concluir que, para obter sucesso, é preciso trilhar um caminho seguro desde o início e ter objetivos claros a serem alcançados. Isso exige dedicação, empenho, objetividade e perseverança no decorrer de todas as etapas. Apenas trabalho árduo sem um foco adequado não garante resultados positivos. Existem outros inúmeros fatores que sustentam, em médio e longo prazos, resultados positivos na área de atuação de uma determinada especialidade.

Em primeiro lugar, só existe sucesso com competência técnica. Um profissional adquire confiança na exata medida em que obtém sólidos conhecimentos em determinado assunto. E a confiança é reflexo direto dessa competência. Confiança não deve ser confundida com arrogância, que é uma crença em uma suposta superioridade sem uma base sólida. Quero dizer com isso que o profissional que levou sua formação a sério terá consciência de suas qualidades e da sua real capacidade. Isso é ser confiante, pois esse médico não se julga o melhor, mas sabe reconhecer os pontos nos quais efetivamente se destaca e aqueles que ainda precisam de complementação.

A confiança, aliás, é um dos fatores mais importantes para se construir uma carreira médica de sucesso. O médico deve confiar em seus conhecimentos e em sua capacidade de atender bem. Acima de tudo, ele precisa gerar credibilidade para as pessoas que depositam a "condução" de sua saúde nele. Os pacientes precisam ter segurança no profissional para que se tornem leais e satisfeitos. Esse é o primeiro passo para obter bons resultados na carreira.

Com o diploma em mãos, o médico recém-formado imagina que está preparado para enfrentar o mercado de trabalho. Mas, na prática, a sua realidade é outra. Muitos recém-formados não imaginam o quanto é disputada a busca por uma vaga e a consequente colocação no mercado. O planejamento e a confiança são fatores primordiais para se construir uma carreira médica de sucesso. Com um bom planejamento, é possível que o médico esteja à frente dos outros profissionais e tire melhor proveito das oportunidades que venham a surgir.

Os profissionais que obtiveram sucesso foram aqueles que souberam se planejar com critério e racionalidade e tomaram as decisões certas ao longo de suas carreiras. E quando falamos em confiança, não significa apenas confiar em si próprio: o médico precisa gerar confiança nos pacientes que atende, para que estes se tornem leais e satisfeitos.

RESUMO - DO SONHO À REALIDADE

Palavras-chave: carreira, planejamento, formação médica

Como construir um nome forte

Independente da especialidade, os ingredientes para uma carreira de sucesso costumam girar em torno das competências técnicas e gerenciais. Embora o médico normalmente não seja muito afeito a questões gerenciais, elas serão muito importantes para sua carreira, como veremos a seguir. Através da análise da situação atual do médico e da evolução natural de suas atividades, constatamos que os aspectos gerenciais são tão importantes e determinantes quanto as questões técnicas para a construção de uma carreira de sucesso.

Na realidade, a competência e o conhecimento técnico são fatores básicos para exercer sua profissão. Já as questões gerenciais e de relacionamento representam o diferencial na carreira, onde a interação com diversos públicos se faz necessária e, em grande parte dos casos, é determinante para a percepção de qualidade do profissional.

O profissional que investe nesses aspectos está construindo uma marca forte, que será o seu próprio nome. Médicos consagrados possuem um nome conhecido e reconhecido por suas competências e qualificações.

Para desenvolver um nome que seja sinônimo de credibilidade, o médico precisa se destacar em outros pontos. Uma marca não se constrói da noite para o dia. Se hoje determinadas empresas são vistas como sinônimo de qualidade, certamente isso se deve a longos anos (talvez décadas!) de esforço, trabalho duro e total empenho.

Para construir um nome forte e ter credibilidade, o profissional deve estar atento a diversos fatores. Um médico reconhecido como competente conquista a confiança de diversos públicos, não apenas dos pacientes: cuidadores, outros médicos, sociedade, convênios, colaboradores e funcionários. Mas isso depende de um trabalho lento e gradual, desenvolvido durante toda a sua carreira. A construção de um nome forte exige dedicação máxima e comprometimento. A reputação é algo muito difícil de se construir, mas extremamente fácil de se perder. O menor deslize profissional pode significar um "arranhão" irremediável em uma reputação até então tida como impecável.

RELAÇÃO COM O PACIENTE

Ter um bom relacionamento com o paciente significa ir além das expectativas deste e entender que cada paciente é único. O problema é que, em boa parte dos casos, a percepção do médico em relação a isso é oposta. Ele acredita que sua competência técnica é determinante para o bom atendimento, o que possui uma base verdadeira sob a ótica do especialista, mas não sob a ótica do paciente.

Para um leigo, que vai a um serviço de saúde em busca de um tratamento ou atendimento, é impossível mensurar com exatidão a qualidade técnica de um oftalmologista, por exemplo. O paciente pode seguir ou não as recomendações dadas pelo médico e verificar se o procedimento indicado resolve ou não o seu problema. Independentemente do caso, o paciente não terá condições objetivas de avaliar a competência de quem o examina, mas pode pode avaliar o relacionamento com o profissional e analisar se este transmite confiança e segurança. Esse é um ponto chave.

Mesmo quando o cliente imagina que está avaliando a técnica do profissional, quase sempre sua análise tem como base o relacionamento desenvolvido e os aspectos interpessoais da consulta. Dificilmente o paciente possui um elemento concreto para basear sua conclusão. Portanto, o médico que não dá a atenção necessária ao relacionamento com os seus pacientes comete um duplo erro.

Por um lado, caso não estabeleça um diálogo efetivo com os pacientes, o médico perde excelentes oportunidades de impressioná-los e conquistá-los, o que impede a formação de uma base de clientes leais. Em segundo lugar, esse profissional deixa de aproveitar um enorme potencial para a divulgação dos seus serviços pelo famoso "boca a boca", estratégia de comunicação das mais eficientes quando se trata de serviços de saúde.

O diálogo com os pacientes precisa ser exercitado diariamente. A habilidade de atender bem o público torna-se imprescindível no contexto atual. O profissional que não sabe atender bem seu cliente dificilmente se mantém por muito tempo. Os pacientes estão sempre à procura de um bom atendimento.

E quais são os elementos que o paciente observa, normalmente, para avaliar um atendimento? Experiência profissional, conhecimento dos tratamentos adequados, simpatia ao falar, boa apresentação, fala compreensível e interesse pelo que o paciente tem a dizer são alguns deles. Todos esses aspectos podem ser trabalhados desde o início da carreira. Quando trabalha bem esses pontos, o médico gera segurança e acolhimento.

Um excelente primeiro passo a ser dado é simplificar a linguagem usada no diálogo com os pacientes. Boa parte das queixas destes está relacionada a não entender o que o médico diz. As pessoas saem do consultório sem saber direito o que realmente têm e não se sentem à vontade para tirar suas dúvidas com o profissional.

RELACIONAMENTO COM OUTROS GRUPOS

Além dos pacientes, outros grupos influenciam consistentemente o nome do médico e devem ser levados em consideração. Nunca o termo "sociedade em rede" foi tão bem-aplicado quanto atualmente. Isso significa que a nossa vida, em todos os seus aspectos, depende de interações e trocas (concretas ou simbólicas) entre indivíduos ou grupos de indivíduos.

Será que o único grupo que interessa ao médico são os seus pacientes? Na verdade, todos os grupos deveriam ser importantes para ele, pois, direta ou indiretamente, podem influenciar a sua atuação. Para um consultório ou uma clínica existem grupos cuja interação é direta, como os outros médicos, os laboratórios de exames, os familiares dos pacientes e os outros funcionários do local de trabalho. Com esses grupos, a interação acontece de forma indireta, como a mídia e as entidades de classe, por exemplo.

Em determinadas especialidades, a importância do relacionamento com médicos prescritores é muito grande, já que são eles os responsáveis por indicar os pacientes. Atitudes simples, como telefonemas de agradecimento, acompanhamento (quando você encaminhou um paciente para alguém) ou o envio de um e-mail fazem muita diferença.

Em qualquer dos casos, é preciso que o médico esteja atento à criação de uma relação positiva com os clientes, relação essa que abra oportunidades em vez de limitá-las. Manter bons relacionamentos gera oportunidades, enquanto um comportamento inadequado pode destruí-las.

COMPETÊNCIA GERENCIAL, PLANEJAMENTO E CAPACIDADE DE REALIZAÇÃO

Não é mais possível que um profissional da área da Saúde não se envolva, mesmo que um pouco, com as questões gerenciais. Isso significa que o médico, além de possuir conhecimentos técnicos e as devidas qualificações para exercer sua função, precisa administrar muitos fatores, alguns ligados diretamente ao seu negócio. Por exemplo: ele terá que administrar bem o seu tempo, gerenciar sua carreira (definindo prioridades, objetivos e prazos) e relacionar-se com outros públicos.

É claro que também existem as questões gerenciais e administrativas ligadas à própria empresa médica, que em hipótese alguma podem ficar de lado ou serem resolvidas sem o devido critério. São questões como a administração do orçamento e das finanças do consultório, a gestão dos recursos humanos e o relacionamento com os convênios.

Planejar significa elaborar de maneira estratégica cada etapa da carreira a fim de atingir determinado objetivo. Quando realizamos o planejamento estratégico de uma clínica, por exemplo, analisamos o ambiente interno e o externo e, de acordo com os resultados obtidos, estabelecemos metas e "onde queremos que a clínica esteja" dentro de determinado período.

Com a carreira do médico, a situação é idêntica. Para quem acabou de terminar a residência, planejar significa analisar o ambiente e a si próprio, entender seus pontos fortes e fracos, suas motivações, as oportunidades e as ameaças que se apresentam, conhecer a situação geral da sua especialidade e do mercado, entre outros elementos, tanto em nível macro quanto micro. A partir dessa análise, o médico estabelece os objetivos e as ações que o ajudarão a alcançá-los.

Depois de concluído o planejamento, basta colocar as ideias em prática. Quando planejamos e sabemos qual é o alvo, temos melhores condições de priorizar e decidir. Na correria do cotidiano, com tantas informações e cobranças ao mesmo tempo, é natural que as pessoas se percam e desperdicem tempo e energia em ações que não ajudarão a alcançar o objetivo proposto. Por isso, ter planejamento é fundamental.

O passo seguinte é a capacidade de realização. Transformar um sonho em algo concreto é extremamente difícil. Perseverança, dedicação e autoestima são características inerentes a uma pessoa capaz de concretizar o que deseja.

Em geral, o médico que acabou de chegar ao mercado está cheio de objetivos e sonhos. Porém, com o passar do tempo e com o surgimento de inúmeros obstáculos, a maior parte das pessoas deixa seus antigos objetivos de lado e adota uma postura mais pragmática. O que falta, nesses casos, é uma boa dose de paciência e dedicação. As pessoas tendem a almejar resultados grandiosos a partir de uma pequena dose de esforço e em um curto período de tempo. A maioria ignora que o reconhecimento profissional e o sucesso em uma área dependem de uma base sólida que não se constrói de uma hora para outra, muito menos se obtém com o diploma.

Antes de mais nada, o profissional precisa estar convencido de seus objetivos e de que o sonho vale a pena ser perseguido. Essa é mais uma característica de quem tem capacidade de realização: a crença em si mesmo. Outro ponto fundamental é que, muitas vezes, a capacidade de realização está intimamente ligada à capacidade de organização. As pessoas não conseguem colocar seus planos em prática porque são incapazes, na correria do dia a dia, de racionalizar e organizar seus objetivos e metas. Muitas vezes tais metas não são impossíveis de serem alcançadas. A impossibilidade se forma pela incapacidade de o profissional organizar suas ideias e focar ações que realmente tragam a ele o retorno desejado.

OS FATORES CRÍTICOS PARA A CONSTRUÇÃO DE UM NOME FORTE

Falamos das características básicas que um médico de sucesso deve possuir: especialização, bom relacionamento com pacientes e outros públicos, capacidade gerencial, capacidade de planejamento, visão e, por fim, capacidade de realização. Agora veremos os fatores críticos que costumam influenciar diretamente a construção de um nome forte. São cinco ao todo:

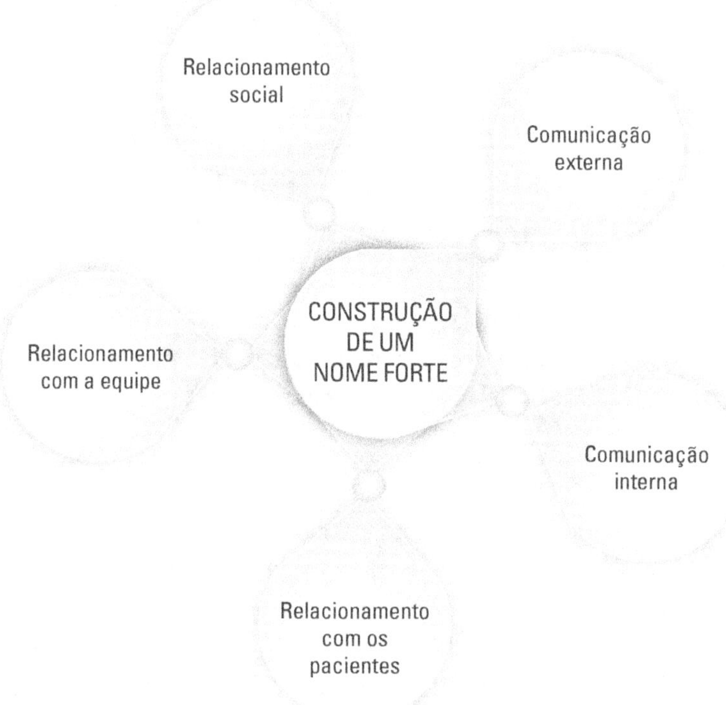

Explicarei um a um. O relacionamento social de um médico significa o quanto ele está inserido na sociedade em que vive. Representa também a qualidade e a veracidade de seus relacionamentos, ou seja, o quanto essas relações de fato ajudam ou não o profissional na construção de sua imagem. Um médico bem-relacionado possui muitos contatos e uma boa imagem perante os diversos grupos que compõem a sociedade. Mais ainda: ele conhece as necessidades e os desejos de cada um desses grupos e consegue obter os melhores resultados em cada um desses diálogos.

O relacionamento social é importantíssimo para a construção de um nome forte. Atividades como palestras em comunidades, programas de qualidade de vida e de prevenção são alguns exemplos de atividades que podem fortalecer esse relacionamento.

Profissionais que não sabem se relacionar de maneira adequada encontram uma série de dificuldades, ainda que tenham excelente capacidade técnica. O bom relacionamento é essencial em qualquer profissão. Porém, o médico, mais do que outros, depende muito da credibilidade construída em torno de sua imagem. E uma das melhores maneiras de fortalecer a credibilidade é construindo bons relacionamentos.

O relacionamento do médico com a equipe é outro ponto importante na construção da reputação. Reconhecer e valorizar a equipe deixa clara a importância de cada um. Recepcionistas, telefonistas e os outros funcionários são o cartão de visita do profissional. Eles têm poder de influência sobre a percepção que os pacientes terão do médico. Quando este não mantém um bom diálogo com sua equipe, isso será, cedo ou tarde, percebido pelos pacientes. Também é importante que o médico dê sempre um bom exemplo para os colaboradores. Quando não faz isso, será mais difícil cobrar uma postura adequada da equipe.

Em quase todos os momentos do contato entre um paciente e uma clínica médica, os funcionários estão na linha de frente. Médico e paciente se relacionam apenas durante o atendimento, propriamente. Portanto, um funcionário satisfeito com o trabalho, por exemplo, certamente fará um ótimo boca a boca e ajudará a construir a boa reputação do médico.

O relacionamento com os pacientes dispensa comentários. É através dele que o médico dá os primeiros passos na construção de uma carreira. Os pacientes são os responsáveis pela maior propaganda que um médico pode ter: o boca a boca. Quando procuram por um especialista, as pessoas tendem a levar em consideração as opiniões e os depoimentos de outras pessoas sobre o atendimento de determinado médico. Portanto, o relacionamento com os pacientes é muito importante.

O quarto fator crítico para a construção de um nome é a comunicação interna. O paciente e a sociedade podem ter uma percepção positiva sobre os serviços prestados pelo médico, mas é importante que essa visão seja reforçada e confirmada por uma excelente política de comunicação interna com as pessoas que frequentam seu consultório ou clínica. A comunicação em um consultório ou clínica envolve o *layout* do local, o material gráfico, a uniformização da equipe, a decoração etc. Todos esses elementos dizem alguma coisa para os pacientes. A principal característica de um serviço de saúde é que ele é intangível. Portanto, é natural que os pacientes busquem outros elementos que sirvam como referência para tangibilizar a qualidade. Um exemplo simples é quando um paciente chega a uma recepção malcuidada, com mobília velha e desgastada. Automaticamente, a pessoa associa esses elementos concretos à qualidade do serviço médico.

Por fim, a comunicação externa, cuja função é semelhante à da comunicação interna: reforçar e confirmar a imagem positiva do médico ou de seu consultório/clínica. A diferença se dá por serem ações que atingem públicos externos. Um médico pode promover eventos, contratar os serviços de uma assessoria de imprensa, montar um excelente *website*, montar publicações, boletins ou outros materiais informativos e até mesmo fazer publicidade institucional. Esse tipo de ação fortalece a imagem do médico, gera mídia espontânea e aumenta os vínculos do profissional com os grupos que atuam em seu entorno (e que, como já vimos, são influenciadores da credibilidade do médico).

As ações de comunicação externa sinalizam ao grande público a competência e a credibilidade do profissional médico.

RESUMO - COMO CONSTRUIR UM NOME FORTE

Palavras-chave: nome, marca, credibilidade, confiança

No processo de construção do seu nome, o médico precisa mostrar conhecimento acerca das competências técnicas e gerenciais. Só assim ele será reconhecido como um profissional acima da média. O bom relacionamento com os pacientes, quando baseado em um diálogo efetivo e diário, é um dos principais elementos para a construção de um nome forte. A experiência profissional, a simpatia ao falar e o interesse pelo que o paciente tem a dizer são bons exemplos de como se portar para criar um bom relacionamento.

Mas não apenas com o paciente o médico deve ter uma boa e confiável relação. O contato com outros grupos sociais, como a mídia e os outros médicos, por exemplo, é uma chave importante no processo de construção de um nome forte. Ter a visão significa enxergar e corrigir os pontos negativos de suas ações, verificar os riscos que poderá correr diante de determinadas atividades e estar preparado para encarar obstáculos e fracassos.

Montando o próprio consultório

"Planejamento 'estratégico', na melhor das hipóteses, tem mais a ver com fazer indagações do que com respondê-las"

Pascale

Ter consultório próprio é o grande sonho de muitos médicos que se formam. Porém, instalar e manter uma boa estrutura no local exige do profissional um grande investimento financeiro e gerencial. É muito comum que os médicos não tenham uma exata noção desses valores: quanto custa montar um consultório e, consequentemente, mantê-lo?

Pelas dificuldades comuns encontradas no início da carreira, muitos profissionais optam por outras alternativas, deixando o consultório em segundo plano, preferindo priorizá-lo quando se tornam mais experientes e conhecidos. Uma das opções escolhidas com frequência é a locação de um espaço ou horário no consultório de outro profissional que não necessariamente seja da mesma especialidade que a sua.

Há médicos que montam consultórios em parceria com outros profissionais mais experientes ou recém-formados. A instalação em conjunto permite a divisão dos custos. Existem casos em que um grupo de médicos cria um consultório ou, na maioria das vezes, uma clínica. Com isso, a afinidade entre as especialidades facilita o processo, pois permite que os médicos utilizem os mesmos equipamentos e encaminhem pacientes para outro profissional dentro da própria estrutura da clínica.

No início da carreira, portanto, o médico deve refletir sobre como atenderá seus pacientes. Independentemente de sua escolha, o profissional terá que observar alguns pontos fundamentais para a instalação do seu local de trabalho. É importante que ele saiba de antemão se o lugar é adequado para atrair o público que deseja.

Outro ponto importante é o equipamento a ser adquirido, o que também vai exigir espaço físico e investimento diferenciados. Há ainda a preocupação com a quantidade de funcionários. No caso de um consultório conjunto ou de uma clínica, os custos com recepcionista, faxineira e outros empregados tendem a ser divididos, o que não acontece em um consultório próprio. Colocando esses aspectos na balança, o médico poderá preparar melhor seu espaço de trabalho. A seguir, veremos, ponto a ponto, quais são os principais desafios que o médico recém-formado enfrenta na hora de abrir e montar o seu espaço de atendimento, seja individualmente ou em parceria com outros profissionais.

O LOCAL IDEAL

Quando decide abrir um consultório próprio ou em conjunto, o médico precisa observar com bastante atenção as características do local onde ficará instalado. Mesmo se reservar alguns horários de outro profissional ou se integrar o corpo médico de uma clínica, o profissional deve verificar o lugar em que irá atender seus pacientes. A qualidade do serviço pode ser posta em risco se a estrutura não estiver instalada em um lugar adequado.

Na escolha do local, o médico precisa analisar, principalmente, se o perfil dos habitantes da região é compatível com os serviços que ele vai oferecer. Para saber como esses aspectos vão se adequar ao seu trabalho, o médico deverá conhecer bem a área, a localização, os arredores de onde o consultório vai funcionar e, principalmente, o perfil do seu público.

Em grande parte dos casos, uma rápida pesquisa pode ser suficiente para o levantamento de informações relevantes. Uma conversa informal com pessoas que residem, trabalham e estudam próximo ao local ou uma leitura de matérias jornalísticas e boletins informativos sobre a região podem dar ao profissional informações úteis e a base necessária para que ele faça a melhor escolha. Durante a conversa informal ou pesquisa, o médico deve identificar os seguintes pontos:

• Qual a população da região?

• Como é composta a população (por residentes, trabalhadores, estudantes ou comerciantes)?

• Qual a idade média dos moradores da região?

• Qual o poder aquisitivo da população (classes sociais)?

• Quais são as qualidades e problemas da área?

• A região é segura ou tem reputação de ser violenta?

• Como é a oferta de médicos na região? Que especialidades são oferecidas pelos profissionais?

• Há carência de profissionais de quais especialidades da área da Saúde?

• Quais são os custos para a instalação de consultório em determinada região (aluguel, IPTU etc.)?

Com esses dados, o médico terá subsídios para saber em que lugar seus serviços serão mais bem recebidos. Um fator que influencia também a escolha do local é o tamanho da cidade em que o profissional reside. Nos grandes centros urbanos, a tendência de os médicos optarem pelas salas comerciais cresce cada vez mais.

Em pequenos municípios do interior, o médico, principalmente o recém-formado, deve optar por atender em locais no térreo, sejam salas comerciais ou casas alugadas para esse fim, permitindo que seu local de atendimento seja visto pela maioria das pessoas que transita pelo local.

Muitas vezes, o profissional começa a atender seus clientes em sua própria casa. Isso permite que os pacientes fiquem mais seguros e confiantes no profissional por acreditarem que o terão a sua disposição durante as 24 horas do dia.

É importante ressaltar que, nesses casos, o médico não deve acreditar que ficará atendendo seus clientes por muito tempo em sua residência. Após um período, quando a clientela já estiver formada, o profissional deve alugar um espaço mais apropriado para o atendimento. A mudança para uma sala comercial é indispensável para manter a privacidade e a vida pessoal do médico. Nas grandes cidades, esse cuidado deve ser redobrado e tomado desde o início da carreira.

A escolha feita nesse primeiro momento pode ser decisiva para o desempenho do médico. Optar por locais mais populosos é mais caro e, em geral, a concorrência é maior. Porém, os ganhos serão mais significativos se o médico definir bem sua estratégia de atuação e oferecer um bom serviço. Instalando suas atividades no interior, o médico poderá ter custos mais baixos e menor concorrência, mas, possivelmente, os ganhos serão mais tímidos, a menos que estejamos falando de uma região com amplo potencial de crescimento ou que já se encontre em processo de expansão econômica. Claro que essas são apenas possibilidades. Cada caso deve ser analisado com o devido critério.

As salas comerciais, amplamente utilizadas pelos médicos para atender bem seus pacientes nos centros urbanos, são recomendadas porque ficam localizadas em regiões que reúnem um grande número de empresas e lojas. Portanto, há muitos clientes potenciais próximos ao consultório.

Já em um imóvel só seu, o médico tem muitas possibilidades para se destacar e divulgar seus serviços. Ele pode reformar a fachada, instalar letreiros e iluminação adequada e até oferecer estacionamento aos clientes de acordo com o espaço disponível.

Quando aluga uma sala comercial, o máximo que consegue de divulgação no local é apenas no hall de entrada do prédio e na porta de entrada do consultório. Alguns improvisam anúncios em suas janelas, mas nem sempre o resultado dessa ação é satisfatório. Um espaço restrito pode prejudicar a comunicação e até mesmo o acesso do serviço por parte dos pacientes.

Após pesar os prós e os contras e escolher a região onde vai atender seus pacientes, o médico deve avaliar como será a estrutura física do consultório. Em geral, os profissionais alugam salas ou casas em que são montadas uma recepção com sala de espera e um ambiente próprio para o atendimento, além, obviamente, de um banheiro. O tamanho desses ambientes deve ser bem avaliado.

Na sala de espera, é preciso que o profissional considere quantas pessoas poderão aguardar o atendimento durante um mesmo período de tempo. Por exemplo: uma recepção onde caiba apenas a mesa da secretária e, no máximo, três cadeiras para os pacientes não é recomendada para o médico que marca, a cada meia hora, dois atendimentos. Muitos pacientes costumam ir acompanhados à consulta. Logo, se houver um atraso, quatro pessoas podem estar na recepção e uma delas terá que aguardar pelo atendimento em pé.

Pediatras são um bom exemplo de especialistas que devem tomar esse cuidado. A sala de espera deve ser ampla para abrigar muitas pessoas. Geralmente, a criança ou jovem não está só. Além disso, a mãe ou o pai pode trazer mais de uma criança, mesmo que o atendimento seja somente a uma delas. Portanto, é recomendável que os pediatras prestem seus serviços em locais onde seja possível montar uma ampla sala de espera. O mesmo acontece com geriatras e psiquiatras: eles atendem muitos idosos que quase sempre vão acompanhados ao consultório.

No caso da sala de atendimento, o médico pode optar por um cômodo de tamanho médio, desde que este possa abrigar confortavelmente todo o mobiliário e os equipamentos necessários. É importante lembrar que algumas especialidades, como Ginecologia e Oftalmologia, exigem espaços a mais no consultório para a instalação de equipamentos e mobiliário extra.

Essa questão também deve ser considerada se o médico sublocar horários de um profissional de outra especialidade ou abrir o consultório em conjunto. Um cardiologista e um ginecologista podem até atuar juntos no mesmo local, mas o ginecologista precisará de mais espaço para o seu trabalho, o que os obrigará a fazer adaptações no consultório.

Para finalizar, é importante, quando da escolha do local para atender os pacientes, ter em mente a importância do acesso. No caso de uma sala comercial, o profissional deve observar se o edifício dispõe de elevadores. Em caso negativo, é preciso saber quantos andares de escada os pacientes terão que subir para avaliar se aquela é uma boa sala. No caso de uma sala alugada no terceiro andar, em um prédio sem elevador, este será um fator impeditivo para muitos pacientes, seja por limitações físicas ou simplesmente pelo simples fato de a maioria das pessoas não gostar de subir escadas.

Se o médico optar por alugar uma casa ou participar do quadro de médicos de uma clínica, ele também precisa avaliar se o acesso dos pacientes ao seu consultório é adequado, verificando, por exemplo, se há rampas ou degraus na entrada. Como já vimos, de acordo com a especialidade e o perfil dos pacientes, esses aspectos terão maior ou menor relevância. Um paciente cardiopata ou com idade avançada prova-velmente não vai poder subir muitos degraus de escada.

O MOBILIÁRIO E A MONTAGEM DO CONSULTÓRIO

A escolha do local para o atendimento dos pacientes é apenas o primeiro passo para o médico montar seu consultório. A partir daí, ele terá bastante trabalho pela frente. A montagem do ambiente é, muitas vezes, mais cansativa que a escolha do lugar. O profissional precisa ficar atento a aspectos importantes do mobiliário e dos equipamentos que serão utilizados.

Em um consultório, o mobiliário pode ser entendido como o conjunto de todos os móveis, objetos e aparelhos que tornam o ambiente de trabalho adequado para a prestação do atendimento. Os equipamentos específicos utilizados durante a consulta médica podem ser separados desse conjunto, pois variam de acordo com a especia-lidade do profissional. A seguir, apresentamos uma lista básica do mobiliário que o médico precisa ter em seu consultório, considerando que ele possui apenas uma sala de espera com recepção, além do cômodo para atender os pacientes:

• Mesa (ou balcão) de atendimento;

• Cadeiras em quantidade adequada para a média de pacientes atendidos;

• Armário ou arquivo para guardar as fichas dos pacientes;

• Computador e impressora para a recepcionista;

• Mesa ou porta-revista com livros e revistas para os pacientes durante a espera;

• Televisão ou som ambiente (o que exige um rádio) para distrair os pacientes;

• No caso de pediatras, obstetras e ginecologistas, é recomendável a presença de brinquedos na recepção para distrair as crianças;

• Ar condicionado ou ventilador (o que for mais adequado ao ambiente);

• Mesa do médico na sala de consultas;

• Computador e impressora para o médico;

• Cama para exames de rotina dos pacientes.

Esse mobiliário é essencial para a montagem de um consultório. Por isso, antes de pensar nos equipamentos específicos que irá utilizar no atendimento dos pacientes, o médico precisa considerar os gastos com o mobiliário. E antes de comprar os móveis e os outros objetos, o médico deve fazer uma pesquisa de preços.

Ter o controle dos gastos com mobiliário é importante. O profissional precisa estar consciente dos recursos financeiros que terá a sua disposição para adquirir móveis e aparelhos. Nas etapas seguintes, com a compra dos equipamentos médicos e a contratação de funcionários, o médico precisa de um orçamento antecipado para evitar surpresas.

Mas antes de passarmos a esse assunto, vale a ressalva de que o mobiliário escolhido e a decoração do ambiente também têm grande peso de influência na percepção dos pacientes. Eles devem estar de acordo com:

A imagem que o médico pretende passar: se houver intenção de transmitir modernidade, móveis em estilo antigo prejudicam essa percepção. Por outro lado, se há necessidade de transmitir tranquilidade no ambiente, a decoração em tons leves será a opção mais adequada;

As expectativas dos pacientes: não basta só olhar para dentro (a visão do médico sobre o seu serviço); é preciso também olhar para fora (a visão dos pacientes sobre o serviço que o médico oferece). A decoração estará realmente muito boa quando os pacientes compartilharem dessa opinião. Quando isso não acontece, a decoração precisa mudar para se adaptar ao gosto das pessoas que frequentam o local. Em muitos consultórios, esse é um fator que pode causar a perda de pacientes;

A identidade visual do serviço: se o médico estabelecer, sozinho ou com a ajuda de um profissional da área de Comunicação, uma identidade visual para o seu consultório, a decoração deve procurar remeter a isso ou pelo menos não destoar dessa identidade.

INICIANDO O ATENDIMENTO E CONTROLANDO AS DESPESAS

Para montar seu consultório, o médico deve observar alguns pontos importantes, como a escolha do local e a estrutura do que será oferecido aos pacientes. Além disso, ele ainda deve se preocupar com o processo de seleção dos seus funcionários, mesmo que contrate apenas uma recepcionista. E depois que providenciar tudo isso? O consultório poderá começar a funcionar, mas será preciso dar importância a alguns pontos para que tudo transcorra bem.

Muitas vezes, o profissional recém-formado se preocupa com a instalação de seu consultório e se esquece de como o manterá depois. No início da carreira, a clientela é reduzida, o que pressupõe que o ganho também seja pequeno. Com o passar do tempo, a tendência é que o médico se torne mais conhecido, atraia mais pacientes e, dessa forma, seu ganho aumente, facilitando a administração dos custos.

Em grandes clínicas ou em consultórios divididos por mais de um médico, é comum que os custos e as despesas sejam controlados por uma empresa de consultoria, por um administrador de empresas ou por um escritório de contabilidade. No entanto, o médico pode ficar responsável por esse item, principalmente se o consultório for pequeno e próprio. Mesmo que haja outra pessoa (ou empresa) administrando os custos, é importante que o médico saiba calcular e controlar seus custos mensais.

Para começar, o médico deve avaliar as despesas semanalmente. Ou seja, o profissional precisa reservar algumas horas durante a semana para verificar como está a contabilidade do seu consultório. Isso vai permitir que ele tenha certeza de como estão a entrada e a saída de capital nesse período, permitindo-o saber se será possível seguir o orçamento estabelecido no início do mês. Caso detecte algum problema, o médico poderá buscar uma solução antes que o mês termine. Apresentaremos, de uma forma bastante simplificada, como o médico, em especial o recém-formado, pode controlar os gastos que terá.

De início, o profissional deve listar todos os gastos que terá em seu consultório. Isso inclui desde a compra de material até os impostos cobrados anualmente, como o IPTU. É importante também classificar os gastos em determinados grupos, de acordo com suas semelhanças. Veja uma lista das despesas mais comuns nos consultórios e lembre-se que o médico deve acrescentar à lista os demais gastos que não estão contidos nela:

DESPESAS COM O IMÓVEL:

• Aluguel do imóvel;

• IPTU;

• Condomínio;

• Água;

• Luz;

• Telefone(s);

• Gás;

• Seguros (contra roubo e taxa de incêndio).

DESPESAS COM PESSOAL:

• Salário do(s) funcionário(s);

• Encargos trabalhistas.

DESPESAS COM EQUIPAMENTOS:

• Manutenção de equipamentos;

• Compra ou substituição de equipamentos.

DESPESAS COM MATERIAIS DIVERSOS:

• Material de papelaria e de impressos;

• Material de copa;

• Material de higiene e limpeza.

OUTRAS DESPESAS:

• Anuidades – CRM e sindicatos;

• Contador.

Quando o médico sabe quais gastos possui mensalmente, fica mais fácil fazer um controle do seu orçamento. A planilha de controle dos gastos pode seguir o modelo que apresentamos a seguir. É importante ressaltar, mais uma vez, que o médico pode fazer as mudanças que achar necessárias. A planilha deve se adequar à realidade de cada profissional.

CONTROLE MENSAL[1]							
MÊS: JANEIRO							
DESPESA	VALOR TOTAL[2]						
IMÓVEL		Semana 1	Semana 2	Semana 3	Semana 4	Semana 5	Pago?[3]
Aluguel	R$ 2.300						
Condomínio	R$ 600						
Luz	R$ 240						
Água	R$ 96						
Telefone(s)	R$ 300						
Gás	R$ 72						
IPTU[4]	R$ 180						
Seguros[4]	R$ 108						
PESSOAL							
Salário	R$ 2.400						
Encargos[3]	R$ 1.680						
EQUIPAMENTOS[5]							
Manutenção	R$ 300						
Compra	R$ 300						
Substituição	R$ 180						
MATERIAL							
Papelaria	R$ 96						
Copa	R$ 96						
Higiene	R$ 60						
OUTROS CUSTOS							
Anuidades[4]	R$ 84						
Contador	R$ 240						
TOTAL	R$ 8.472						

[1]Para estipular os valores, tomamos como base um imóvel de 24 m² na Barra da Tijuca, no Rio de Janeiro - RJ. [2]Valores fictícios. [3]O médico deve escrever sim ou não, ao final do mês. [4]Somar valor total e dividir por 12 meses. Considerar 70% do salário dos funcionários, o que cobre INSS, FGTS, férias e 13º salário. [5]Considerar equipamentos eletrônicos ou não, de uso geral (ar-condicionado, por exemplo) e de uso específico pelo médico (estetoscópio, por exemplo).

Com a planilha de orçamento em mãos, o médico chega a um valor total de despesas mensais. Assim ele poderá avaliar, de acordo com o lucro que pretende obter, o valor a ser cobrado na consulta. Dessa forma, o médico poderá ter um controle mais adequado de seu consultório, do orçamento e, como consequência, do retorno financeiro que poderá obter com seu trabalho.

MAPA MENSAL DE DESPESAS E RECEITAS

Para fazer um orçamento mensal eficiente do consultório, o médico precisa ter disciplina. Após relatar e categorizar suas despesas e receitas, o profissional deve manter um controle diário de todas as movimentações financeiras (faturamento, receitas e despesas), registrando no orçamento a data, a categoria, a conta e seu respectivo valor. Com essas informações, é possível criar um mapa financeiro mensal adequado .

O controle diário das contas e o mapa mensal permitem ao médico avaliar toda a movimentação financeira do consultório. Com eles, o profissional identifica quais são suas principais despesas e as fontes mais importantes de receita. Além disso, o médico ainda pode verificar se está obtendo lucro ou prejuízo com as atividades no consultório. Independente dos resultados aferidos, o profissional deve refletir e avaliar com frequência se essa é a melhor maneira de utilizar os recursos que ele tem disponíveis.

O orçamento, portanto, é um excelente instrumento de controle e acompanhamento. Com ele, fica mais fácil tomar decisões que contribuam cada vez mais com a saúde financeira do consultório. Veja um exemplo de mapa financeiro:

Mapa financeiro mensal – Janeiro 2014						
	Semana 1	Semana 2	Semana 3	Semana 4	Semana 5	Total
Faturamento						
Convênios	R$7.320	R$2.160	R$2.808	R$2.520	R$936	R$15.744
Particulares	R$1.200	R$960	R$576	R$840	R$1.560	R$5.136
Outras receitas	R$420	-	R$840	-	-	R$1.260
Total de faturamento	**R$8.940**	**R$3.120**	**R$4.224**	**R$3.360**	**R$2.496**	**R$22.140**
Receitas		Receitas	Receitas	Receitas	Receitas	Receitas
Convênios	R$6.960	R$1.440	R$2.244	R$2.520	R$936	R$14.100
Particulares	R$1.200	R$720	R$480	R$840	R$1.560	R$4.800
Outras receitas	R$420	-	R$840	-	-	R$1.260
Total de receitas	**R$8.580**	**R$2.592**	**R$3.564**	**R$3.360**	**R$2.496**	**R$20.160**
Despesas		Despesas	Despesas	Despesas	Despesas	Despesas
Estrutura do consultório	R$2.244	-	R$828	-	-	R$3.072
Pessoal	-	R$4.116	-	-	-	R$4.116
Terceirizados	-	-	R$480	R$528	R$156	R$1.164
Total de despesas	**R$2.244**	**R$4.116**	**R$1.308**	**R$528**	**R$156**	**R$8.352**
Resultado	**R$6.336**	**(-R$1.524)**	**R$2.256**	**R$2.832**	**R$2.340**	**R$11.808**

O DESAFIO DE ABRIR UMA EMPRESA

Embora alguns médicos resistam a esta ideia, um consultório nada mais é que uma pequena empresa que presta serviços de saúde. E, para colocá-lo em operação, o profissional deverá passar por todos os trâmites normais de que esse tipo de empreendimento necessita. Em alguns estados, os processos são mais burocráticos e demorados. Em outros, o processo de abertura de uma empresa é mais ágil.

É importante que o médico tenha a ajuda de um contador para auxiliá-lo nesse processo. Existem também diversas entidades que fornecem informações valiosas para cada etapa da abertura de um consultório ou uma clínica, como os respectivos conselhos da profissão e órgãos como o Serviço Brasileiro de Apoio às Micro e Pequenas Empresas (SEBRAE). Antes de dar início a esse processo, o médico deve se informar sobre as exigências e as outras formalidades necessárias.

INVESTINDO NA MODERNIZAÇÃO

Além de permitir maior satisfação e conforto para os pacientes, o investimento em informatização soa como sinônimo de modernidade. É importante que o profissional pense em informatizar seu consultório desde o início da carreira. As vantagens são:

Redução do arquivo: as fichas dos pacientes, organizadas em papel, ocupam muito espaço físico e também exigem um gasto de tempo para serem encontradas. A ordenação por meio eletrônico permite que elas sejam consultadas instantaneamente.

Otimização dos recursos humanos: o tempo dos profissionais é aproveitado de uma melhor forma. As tarefas são realizadas mais rapidamente, tanto pelos médicos quanto pelas recepcionistas e pelos enfermeiros, administradores e assistentes, conforme a estrutura do consultório ou clínica.

Impressos com boa qualidade: o material impresso do consultório ou da clínica torna-se melhor esteticamente. Prescrições, atestados, laudos, orientações, recibos, encaminhamentos e relatórios podem ser impressos rapidamente, aumentando a velocidade de sua confecção e a sua legibilidade.

Auxílio na explanação: dependendo da patologia do paciente, o médico pode armazenar vídeos e imagens digitais de forma eletrônica. Durante a consulta, esses recursos podem ser utilizados para explicar de maneira didática como é a patologia e que procedimentos podem ser adotados.

Imagem de modernidade: com o uso de computadores e equipamentos mais modernos, o médico transmite a imagem de que está "por dentro" das novidades na área da Saúde.

Para investir adequadamente na instalação de um sistema informatizado em seu consultório, o médico deve analisar as atividades que deseja melhorar, os custos que terá com as mudanças e também o treinamento pelo qual os funcionários devem passar para utilizar os equipamentos. Todos esses pontos devem ser avaliados com bastante atenção.

Instalar e manter um consultório exige do médico um grande investimento financeiro e gerencial. Criar o consultório em parceria com outros profissionais pode ser uma boa opção, pois o trabalho em conjunto possibilita a divisão dos gastos. O médico deve ter em mente que o consultório é uma pequena empresa. Logo, ele terá que realizar todos os processos administrativos necessários para que essa empresa entre em operação.

RESUMO - MONTANDO O PRÓPRIO CONSULTÓRIO

Palavras-chave: planejamento, orçamento, público-alvo, pesquisa

Também é essencial que o profissional conheça a região onde pretende atuar. Se a montagem do consultório for mal planejada ou subestimada, as despesas mensais podem ficar altas demais em relação ao retorno obtido, em especial quando falamos de um profissional que está em início de carreira, o que pode comprometer todo o negócio.

Conquistando embaixadores

Construir uma carreira médica de sucesso exige dedicação e trabalho. Além de se destacar no mercado, o médico precisa formar uma base de pacientes. Encontrar um diferencial pode ser um processo complexo, mas que deve se basear em duas ações principais: a captação e a conquista de pacientes. Vimos como é importante que o profissional da Saúde construa um bom relacionamento com diversos públicos, principalmente com os pacientes.

Neste capítulo, veremos que o médico de sucesso precisa investir em algumas ferramentas que o ajudem a gerenciar da melhor maneira possível todos os aspectos desse relacionamento. Desde o instante que a pessoa descobre que precisa ir ao médico até o momento da consulta, muita coisa acontece. Nesse período, o paciente interage com o serviço médico de várias maneiras: pelo telefone, via internet (quando agenda as consultas), na sala de espera, no diálogo com a recepcionista e no instante em que fica frente a frente com o médico.

Logo, por mais que um especialista seja atencioso, cordial e construa uma ótima reputação entre as pessoas que atende, não conseguirá manter uma boa base se os demais processos do consultório forem falhos. O objetivo é mais do que apenas captar pacientes: é preciso conquistá-los, e isso acontece quando superamos suas expectativas de qualidade. O paciente encantado com o serviço torna-se leal. Ele será o que chamamos de paciente embaixador: não apenas está satisfeito com o serviço, como faz excelente propaganda boca a boca. Trata-se de um disseminador da boa imagem do médico.

Imagine que um cardiologista desenvolva um excelente trabalho de relacionamento com seus pacientes. As pessoas gostam dele e sentem-se seguras com o atendimento. Porém, o sistema de marcação de consultas está totalmente desorganizado: atrasos são comuns, ocorre erro na comunicação de horários e verifica-se uma grande dose de desatenção por parte da recepcionista. Esses problemas geram imensa insatisfação aos pacientes.

A pergunta que faço é: apesar do excelente relacionamento que esse médico constrói com seus pacientes, a ponto de encantá-los, será que estes mantêm o tratamento? É bem provável que as dificuldades no agendamento acabem por minar todos os esforços do profissional em prestar um serviço de qualidade. Nesse caso, verificamos que, mesmo com um bom relacionamento, um grande número de pacientes não volta ao consultório nem faz recomendações positivas do profissional, já que a percepção geral do serviço prestado é negativa.

Paciente leal é aquele que volta ao consultório sempre que precisa, mesmo que anos tenham se passado desde a última consulta. Para o médico, é fundamental manter uma clientela fiel. O paciente insatisfeito não retorna. Muitas vezes, o médico não consegue identificar o motivo dessa perda e nem sequer tem consciência de que está perdendo pacientes até a situação tornar-se crítica. O relacionamento não opera milagres: se os demais processos de interação com o público não forem satisfatórios, o médico perderá seus pacientes.

Captar significa atrair, ou seja, convencer os clientes de que o profissional é capacitado para atendê-los de maneira satisfatória. Para isso, o médico tem à disposição uma gama de recursos para divulgar, propagar e promover seus serviços. Porém, captar não é tudo. É preciso reter, ou seja, manter essas pessoas como usuárias do seu serviço (sempre que precisarem, obviamente). Além do relacionamento, é preciso que todos os processos funcionem de maneira adequada para que o cliente mantenha sua percepção sobre o atendimento de qualidade.

Para ajudar nessa tarefa, o profissional dispõe de uma série de ferramentas ligadas ao marketing médico. A base está em conhecer ao máximo o público do consultório e em definir ações com dois objetivos fundamentais: adequar cada vez mais o atendimento às expectativas desse grupo e gerar credibilidade do médico junto aos pacientes.

Mas, o que é marketing? Em linhas gerais, marketing é um campo do conhecimento voltado a estudar as demandas de mercado, o que permite que as empresas formatem produtos e serviços que se encaixem perfeitamente nos desejos e necessidades dos clientes. Na prática, o marketing ajuda a empresa a conhecer o mercado e a posicionar da melhor maneira possível seus produtos e serviços.

O marketing médico nada mais é do que os conceitos e as ferramentas do marketing aplicados à área de serviços da saúde. Veja a definição, de minha autoria, que apresento no livro Marketing médico – criando valor para o paciente: "O marketing médico representa um conjunto de ações e estratégias que tem por objetivo agregar valor à prática médica, através da identificação de oportunidades de mercado, dos desejos e das necessidades dos pacientes".

Como podemos perceber, o papel das ferramentas de marketing é decisivo: a atuação do médico, enquanto indivíduo, tem grande peso, mas se o serviço não estiver adequado às expectativas dos pacientes, haverá uma dificuldade natural em captar, reter e, principalmente, em transformar essas pessoas em embaixadores. Ao entrar em contato com o serviço médico, o paciente passa por uma série de "momentos da verdade". Esses momentos são classificados como todas as situações onde há uma interação efetiva entre a pessoa e a empresa. Se durante esses processos interativos forem detectadas falhas, a qualidade percebida pelo serviço diminui gradativamente. Quando a situação, em algum momento, é considerada insustentável, o paciente procura outro médico.

OS MOMENTOS DE INTERAÇÃO COM O PACIENTE

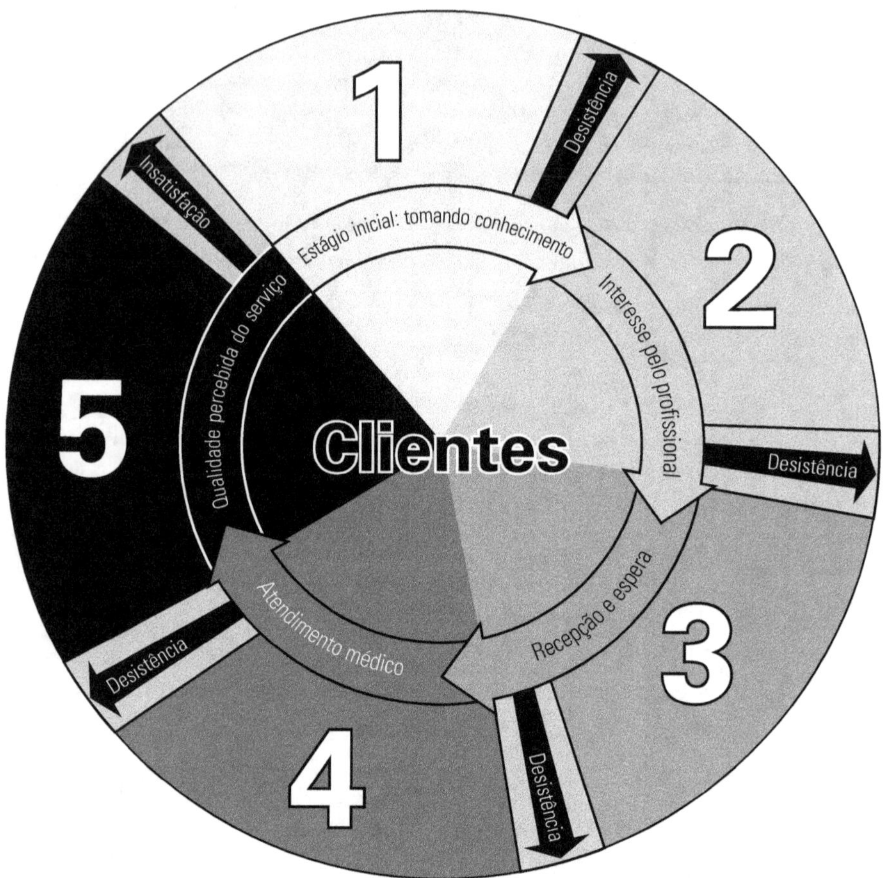

1) Estágio inicial: tomando conhecimento

Neste momento, o paciente toma conhecimento sobre o médico por meio de anúncios, folhetos, propaganda, livro de credenciamento ou pelo boca a boca. Aqui ele escolhe o médico que mais se adequa às suas necessidades.

2) Interesse pelo profissional

Manifesto o interesse pelo médico que ele deseja para atendê-lo, o paciente entra em contato para saber se ele atende por um plano ou se a consulta é particular, qual o valor do atendimento e, se de acordo com sua conveniência, agendar a consulta.

3) Recepção e espera

Ao chegar à sala de espera, o paciente analisa a decoração, arrumação e higiene do ambiente, a maneira como a recepcionista realiza o atendimento, o tempo que terá de esperar para ser recebido pelo médico e os serviços adicionais oferecidos.

4) Atendimento médico

Chegada a hora da consulta, o cliente avalia a simpatia e a cortesia do profissional, se o seu relato é ouvido com atenção, se o atendimento é humanizado, a precisão e segurança do diagnóstico, se a explicação sobre a patologia foi clara e o quanto o médico demonstra conhecimento em sua especialidade.

5) Qualidade percebida do serviço

Na última etapa, o paciente faz uma análise em relação a todo o processo do ciclo de interação; ele realiza uma verificação sobre as falhas e acertos no atendimento e uma avaliação geral sobre o serviço, decidindo ou não por retornar à consulta. Se o resultado final for positivo, ele reiniciará a sequência do atendimento sempre que for necessário. Mas, se a percepção for negativa, ele buscará outro profissional.

Conclusão: o médico deve ficar atento a todos os elementos de cada etapa que influenciam na percepção de qualidade do paciente.

A CAPTAÇÃO DE PACIENTES

Para captar pacientes, o médico precisa promover os seus serviços e ganhar visibilidade. Porém, existem restrições ao uso da publicidade nessa área. Além disso, os gastos com anúncios costumam ser altos. Por isso mesmo, é comum que médicos de diversas especialidades optem por outras formas de promoção dos seus serviços.

A propaganda, sem dúvida, é uma excelente forma de atrair clientes, o que não significa, como muitos imaginam, que seja a única ou a melhor alternativa. Para ligar um paciente ao consultório, o médico deve investir em diversas outras ações. Talvez, o primeiro passo seja estabelecer uma estrutura adequada à imagem que se pretende transmitir. As instalações, a decoração e o *layout* são elementos do consultório que chamam a atenção dos pacientes. Logo, esses itens podem atrair um maior número de clientes caso recebam o devido cuidado.

O segundo passo se dá ao construir a identidade visual do consultório e formatar o material de escritório. A identidade visual é o conjunto formado por logotipos, jogo de cores e tipologia que compõem todo o material timbrado do serviço. A partir disso, o médico pode montar o seu cartão de visita, um *website* para o consultório, além de folhetos, comunicados e boletins que serão distribuídos aos pacientes.

Conforme mostrado anteriormente, profissionais das áreas de assessoria de imprensa e Relações Públicas podem ajudar na divulgação e na promoção do médico e dos serviços oferecidos por ele. Colocando-o em contato com diversos grupos, e principalmente com a mídia, é possível conseguir grande visibilidade, gastando bem menos em relação a outras formas de divulgação, como é o caso das campanhas publicitárias, por exemplo.

ENCANTANDO E CONQUISTANDO O PACIENTE

O fato de um paciente entrar em contato para buscar informações ou agendar uma consulta não quer dizer que ele se tornou leal ao consultório. Se não houver um trabalho focado a partir desse ponto, o paciente pode migrar para outro profissional, sem esforço. Também não é necessário que haja um problema de fato para fazê-lo migrar. Muitas vezes, alguns detalhes podem ocasionar a perda de pacientes simplesmente porque esses aspectos estão, de alguma forma, em dissonância com as expectativas deles. Listo, a seguir, alguns pontos que merecem atenção e que podem prejudicar esse processo:

Atendimento e organização: podem parecer irrelevantes, mas não são. Um atendimento ruim, com telefonistas e recepcionistas grosseiras ou desorganizadas, simplesmente abala a reputação de um serviço e, consequentemente, afasta os pacientes.

Limpeza e layout: o aspecto visual do consultório, a higiene do ambiente, além da organização e decoração do local, precisam estar de acordo com a demanda verificada. Em muitos casos, o médico perde pacientes porque eles, embora percebam a qualidade do serviço, não se sentem confortáveis no consultório. No quesito limpeza, não há o que se discutir: esta é uma questão básica.

Cadastro dos pacientes: um cadastro atualizado dos pacientes, com informações completas e até mesmo dados complementares (gostos pessoais e detalhes sobre a família, por exemplo) ajuda a personalizar o serviço e a oferecer melhores pacotes de benefícios. Quando o paciente percebe que o médico dedica alguma atenção a ele, fica mais fácil conquistá-lo. Isso nos remete ao próximo item.

Atenção dispensada: ao procurar por um médico, o indivíduo pode estar com o estado emocional abalado por conta de um possível problema de saúde. Mas, independentemente disso, qualquer pessoa gosta de se sentir importante e de receber um tratamento diferenciado. Uma das principais reclamações no que tange aos serviços médicos no Brasil diz respeito ao distanciamento e à indiferença por parte do médico e dos membros de sua equipe. Portanto, a principal dica é fazer com que a pessoa que vai ao seu consultório sinta-se especial.

Canais de comunicação: além de tratar bem o paciente, o médico precisa criar canais de comunicação com ele. Ferramentas não faltam para isso: *websites*, e-mail, telefone e até mesmo questionários onde o paciente pode avaliar e dar nota aos serviços recebidos. Este *feedback* é muito importante, pois ajuda a identificar problemas e a propor melhorias nos processos internos. Em algumas situações, o médico pode pensar que o serviço está sendo bem visto, mas, ao ouvir o que os clientes têm a dizer, descobre que a percepção deles é oposta ou diferente do que considerava.

Respondendo às demandas: não basta estabelecer canais de comunicação. É preciso responder às demandas que surgem. Quando o médico cria um canal direto com o cliente (um e-mail, por exemplo), mas não dá a ele o *feedback*, isso pode soar péssimo para a sua imagem. Ao criar canais, o profissional deve ter certeza de que haverá uma comunicação em duas vias, dos pacientes para o médico e também dele para os pacientes. Do contrário, se os pacientes perceberem que aquela ferramenta não funciona de verdade, logo ela cairá em desuso.

Pós-atendimento: uma excelente maneira de surpreender o paciente é através do pós-atendimento. O normal é que as pessoas pensem que a relação entre profissional e usuário se encerra com o fim da consulta. Contudo, hoje sabemos que conquistar pacientes depende de um relacionamento que vai além do atendimento. Imagine que uma pessoa que se tratou com você há alguns meses recebe periodicamente boletins sobre o consultório, e-mails e cartas promocionais ou em datas comemorativas. Uma simples atitude, como telefonar alguns dias após a consulta para saber como está o paciente, já é encarada como uma ação de pós-atendimento.

O PACIENTE EMBAIXADOR

O processo de conquista de um paciente costuma ser demorado, pois uma pessoa precisa avaliar constantemente o serviço oferecido para tornar-se fiel a ele. Se apenas na primeira consulta o paciente for bem atendido, depois de mais duas ou três tentativas infrutíferas ele possivelmente decidirá buscar outro profissional que o atenda melhor. E, insatisfeito, o paciente ainda poderá compartilhar sua experiência negativa com outras pessoas.

Segundo a Time Manager International, "custa de cinco a seis vezes mais caro conquistar um novo cliente do que manter um cliente existente". O motivo é simples: o paciente insatisfeito tende a espalhar sua experiência negativa para cerca de dez pessoas, pois o atendimento ruim o marcou de uma forma inesquecível. Já o satisfeito costuma recomendar o serviço para três ou quatro pessoas, pois, mesmo que a experiência tenha sido boa, ela não o marcou tanto quanto o mau atendimento.

O objetivo, portanto, é criar pacientes embaixadores, aqueles que estão extremamente satisfeitos e encantados com o serviço e o atendimento. Eles serão os maiores propagadores e fortalecedores do nome e da credibilidade do médico.

VISÃO GLOBAL

O trabalho em um consultório pode ser entendido como um conjunto de ações responsáveis pela captação, conquista e fidelização dos pacientes. Contudo, seja lá qual for a estratégia utilizada para atingir esse objetivo, o médico deve ter em mente que o paciente deve receber mais que um bom atendimento. A consulta em si é apenas parte do processo. Cabe ao profissional médico ter uma visão global de todos os processos que existem em seu consultório ou clínica, garantindo que, em cada um deles, o paciente tenha a melhor percepção possível do que ocorre.

Muitas vezes, uma pequena falha pode significar a perda de um paciente que poderia acompanhá-lo por vários anos. E qual o segredo para encantar as pessoas? Surpreendê-las positivamente, sempre. E só é possível surpreender os pacientes quando os conhecemos a fundo e sabemos exatamente o que estes esperam do serviço oferecido.

O grande tempo de espera para ser atendido, por exemplo, tende a ser um dos grandes motivos para a perda de pacientes. Apesar de a prática ser comum no Brasil, esta gera insatisfação e, como consequência, será vista como um ponto negativo do atendimento. Se um médico organiza seu consultório de maneira a não tolerar atrasos, possivelmente isso será visto como uma enorme vantagem, e os pacientes, acostumados a longos períodos de espera em outros consultórios, tendem a aprovar tal atitude.

Veja, a seguir, algumas dicas para oferecer um atendimento de qualidade em seu consultório e, assim, encantar seus pacientes:

• Conheça seu público. Depois que sua clientela começar a se formar, verifique quem busca seus serviços, por idade, sexo, faixa etária, renda salarial, local de residência, de trabalho ou de estudo e outras informações que achar relevante.

• Busque alternativas para satisfazer seus pacientes durante o atendimento oferecido no consultório. Considere os dados que dispõe sobre eles.

• Mantenha a recepcionista qualificada e motivada com o trabalho.

• Tenha cuidado com a decoração do consultório. Transforme o ambiente em um lugar agradável.

• Crie formas para ser gentil com os pacientes: pedir à recepcionista que os contate se um exame ficar pronto ou se estiver próximo da marcação de um consulta de rotina pode ser um bom exemplo de gentileza.

• Tente minimizar o tempo de espera dos pacientes. Peça à secretária para programar consultas com intervalos pequenos, que evitem que os pacientes fiquem por muito tempo na sala de espera.

• Se não for possível acabar com a espera, busque formas de minimizar o desconforto que o paciente enfrenta. Por exemplo: coloque à disposição do cliente água, biscoitos, café, televisão, música ambiente, revistas e jornais novos e brinquedos para as crianças.

• Oriente sempre os funcionários a atenderem bem. Explique a eles que um bom serviço prestado representa clientes fiéis e crescimento do consultório.

• Atualize constantemente os equipamentos do consultório. Novas tecnologias surgem a todo instante e o cliente não se sente confortável ao encontrar um equipamento antiquado e obsoleto.

Conforme demonstrado anteriormente, um atendimento bem prestado gera inúmeros lucros ao médico. Além do aumento natural da clientela, o profissional começa a se concretizar com força no mercado, passando, consequentemente, a ser mais valorizado.

RELACIONAMENTO

Sem dúvida, todos os assuntos que abordamos até aqui são importantes. Porém, agora, apresento um fator crítico para a carreira de qualquer profissional da Saúde e para a construção de pacientes embaixadores: o relacionamento.

Um médico pode deixar de lado alguns pontos que abordamos e, apesar das deficiências, conquistar seu espaço. Porém, sem bons relacionamentos, ele certamente encontrará grandes dificuldades. Mas, de qual relacionamento estamos falando? E a quem este se refere? A resposta é simples: a todos os públicos que interagem direta ou indiretamente com o consultório, sejam pacientes, recepcionistas ou outros médicos, por exemplo.

Normalmente, ficamos espantados com a capacidade que algumas pessoas têm para manter outras ao seu redor e obter a ajuda destas durante o desempenho de alguma tarefa ou projeto. Ou ficamos assombrados com o grau de fidelidade que um especialista obtém de seus pacientes. Mas qual será o diferencial que essas pessoas possuem? Competência técnica? Não é o caso, pois hoje, os profissionais, em sua maioria, apresentam um elevado grau de qualificação. Habilidades administrativas? Essa opção também parece pouco provável, pois embora essas questões levem profissionais, consultórios e clínicas a obter excelente vantagem competitiva, não necessariamente garantem que o paciente se torne um "embaixador" do serviço, ou seja, alguém que o recomende a outras pessoas.

Relacionamento é qualquer processo de interação entre o médico e indivíduos ou grupo de indivíduos. Algumas pessoas são naturalmente eficientes em construir relacionamentos. Outras são mais fechadas, o que dificulta o diálogo. De uma forma ou de outra, o relacionamento do médico com seus públicos de interesse, entre eles os pacientes, não depende unicamente de características pessoais. Na realidade, qualquer pessoa pode adotar medidas práticas para investir em relacionamento, mesmo aqueles que não possuam facilidade para isso.

Mas, quais são os públicos de interesse para um profissional da Saúde? Com certeza, os pacientes representam um grupo de grande influência, mas o público de um consultório não se resume a eles. Na verdade, podemos destacar vários públicos com os quais um médico obrigatoriamente terá que se relacionar:

Pacientes: são encarados como o grupo mais importante com o qual o médico deve construir um bom relacionamento.

Outros médicos: profissionais da mesma especialidade ou de especialidades diferentes podem ser excelentes parceiros para a carreira do médico.

Entidades profissionais: o relacionamento com entidades profissionais e de classe pode garantir oportunidades interessantes para a participação em eventos ou mesmo gerar oportunidades de trabalho.

Público em geral: o médico deve se relacionar com a comunidade a sua volta e outros públicos com os quais tenha contato.

A seguir, teremos uma breve apresentação de como o médico deve agir para construir um bom relacionamento com cada um desses grupos.

O RELACIONAMENTO COM OUTROS MÉDICOS E COM ENTIDADES DE CLASSE

A relação de um médico com públicos diversos, como outros especialistas e entidades profissionais, pode representar um diferencial na carreira. Em alguns casos, a formação de uma base sólida de pacientes depende quase que exclusivamente da indicação de outros médicos. No caso, por exemplo, de médicos que se especializaram em determinado tipo de tratamento para uma doença, é possível que a maior parte dos pacientes venha por indicação de outro profissional. Dificilmente o consumidor final (o paciente) busca diretamente um especialista. Primeiro ele procura profissionais mais generalistas, que possam lhe indicar uma solução mais fácil para o seu caso.

Mas, será que, em tempos de grande concorrência, é possível desenvolver um diálogo saudável com outros profissionais e ainda obter indicações? Não estaria implícito nesse processo um risco de perda de pacientes, o que devemos evitar a todo custo nos dias de hoje? O risco de perder pacientes só existe quando o relacionamento entre os médicos não acontece ou é feito de maneira insatisfatória.

Um relacionamento positivo é aquele que beneficia todas as partes envolvidas. Entre os médicos, haverá indicações sempre que existir confiança entre as partes, tanto no que diz respeito a aspectos técnicos quanto à questão ética.

Algumas simples atitudes podem fazer a diferença nesse caso: imagine que um determinado especialista mande cartões, relatórios sobre os pacientes e telefone periodicamente para os médicos que o indicam. Essa é uma forma de mostrar não apenas que você reconhece e agradece as indicações, mas também que se importa com a qualidade do atendimento, com o paciente e, principalmente, com o colega de profissão. Além disso, demonstra seu interesse em continuar a trabalhar em conjunto com esse médico e não tirar seus pacientes através das indicações.

É sempre bom lembrar que, mesmo na era da internet, nada pode fortalecer mais um relacionamento que o contato presencial. Apenas enviar e responder e-mails não é tudo. A comunicação digital e mesmo o uso do telefone ajudam a conectar as pessoas, mas não representam a essência de um relacionamento. É preciso criar empatia e gerar confiança em seu interlocutor e, para isso, gestos como um aperto de mão ou uma conversa sincera têm um peso maior.

O médico que está começando sua carreira precisa dedicar parte do seu tempo a essas atividades, e a isso se soma o diálogo com outros profissionais. Muitas vezes, o que inicialmente se configura em concorrência pode resultar em uma excelente parceria. Além do mais, tentar estabelecer o diálogo é sempre mais interessante do que manter-se "isolado". Do diálogo pode nascer um relacionamento proveitoso. Já do isolamento, não há como se criar nada.

Da mesma maneira que dialoga com outros profissionais, o médico deve conversar também com entidades que estejam direta ou indiretamente envolvidas com seu campo de atuação. Sindicatos, entidades representativas ou instituições de pesquisa: independentemente do tamanho, do perfil e dos objetivos, a relação com esses segmentos deve existir. Ela será mais intensa com um grupo ou com outro de acordo com os objetivos profissionais de cada um deles. Quem pretende destacar-se na área de pesquisa ou como autoridade em determinado assunto deve buscar estar associado a organizações que tenham atividades voltadas para esse tema.

Quem pretende se destacar em questões ligadas a aspectos operacionais e legislativos da prática médica pode participar mais ativamente da agenda de sindicatos e outras entidades cujo objetivo seja a defesa desses interesses. O médico que decide participar ativamente do cotidiano de uma entidade amplia seus horizontes, conhece outros profissionais com perfil semelhante ao seu e toma conhecimento de questões que antes estavam totalmente fora de sua atuação diária.

Esse tipo de relacionamento pode ter maior ou menor importância, de acordo com o perfil e os objetivos de cada profissional. Mas, independentemente disso, é interessante que o médico mantenha um bom relacionamento com as entidades, que participe dos eventos e que tenha conhecimento mínimo sobre os temas discutidos nesse meio.

Ter uma participação mais ativa neste sentido garante visibilidade, gera boas oportunidades e (o principal) dá ao médico a oportunidade de enxergar além de seu consultório. Talvez este seja o item mais importante de todos: o profissional da Saúde precisa perceber que o mundo vai além do seu consultório e que ele pode tanto influenciar quanto ser influenciado pelo ambiente exterior.

Construindo bons relacionamentos com outros profissionais e com as principais entidades ligadas ao seu campo e a sua especialidade, o médico busca garantir que, com o tempo, não ficará desconectado totalmente do mundo "real". É uma forma de manter-se "antenado" e com visão além das paredes do consultório.

A RELAÇÃO DO MÉDICO COM O PACIENTE

A carreira do médico depende de um bom relacionamento com diversos públicos, mas nenhum deles supera em importância o grupo composto pelos pacientes. São eles, em última instância, que determinam o sucesso ou o fracasso de um profissional. É a percepção deles que determina se um médico presta um bom ou um mau atendimento. Como veremos, o atendimento tanto pode ser o maior ativo de um consultório como também pode prejudicar seriamente uma carreira, caso não seja bem gerenciado.

O primeiro passo é identificar e aceitar uma verdade que deveria ser óbvia, mas não é: o paciente é um cliente. Talvez alguns profissionais já tenham percebido isso, mas ainda para uma grande parte dos médicos, pacientes e clientes são coisas diferentes. A verdade é que eles não são.

A resistência em aceitar e encarar as pessoas que vão ao consultório ou clínica como clientes, ou seja, consumidores de um serviço, vem do fato de que ao médico é vedada a prática mercantil da profissão. Ou seja, se não há consumo ou venda de um serviço na área da Saúde, os médicos entendem que seus pacientes não são consumidores. Por esse entendimento, cometem erros com seus pacientes que empresas de outros ramos não cometeriam.

Portanto, o médico deve entender que as pessoas que são atendidas por ele não estão pedindo um favor: ao contrário, estão pagando e querem um atendimento de qualidade. Isso é o básico que se espera ao pagar por um serviço (seja diretamente, através do plano de saúde ou através dos impostos que sustentam a rede pública).

Pela sua visão tradicional de ser mais um sacerdócio do que uma profissão, a Medicina muitas vezes ainda é encarada dessa maneira. Isso leva os profissionais a assumirem uma postura de distanciamento em relação ao seu público. Mas será que os pacientes ainda percebem a carreira médica com este caráter sacerdotal, onde se exige do profissional uma grande vocação e dedicação exclusiva à cura dos demais? Parece-me que não. O fato de o médico estar distante, com uma postura de superioridade em relação ao paciente, há muito tempo deixou de ser aceito.

Hoje, um profissional que entra no mercado adotando essa postura terá dificuldade em conquistar pacientes. Quando uma pessoa vai a um especialista e recebe um tratamento ruim ou distante, às vezes beirando a frieza, sua interpretação é de que esse profissional não lhe deu a devida atenção e não se importa nem um pouco com o seu problema. Logo, não é digno de confiança. E, se não existe confiança entre uma pessoa e o seu médico, esse relacionamento está "por um fio", provavelmente só perdurando em casos de extrema conveniência para o paciente ou pela ausência de outro profissional da mesma especialidade.

Por outro lado, o médico que recebe o seu paciente de maneira humana tem mais chances de conquistá-lo. Isso não significa que a pessoa estará plenamente satisfeita após a consulta, pois existem outros aspectos que podem influenciar negativamente essa percepção (tempo de espera, valor cobrado, desorganização de horários etc.). Porém, a partir desse comportamento, costumam surgir fortes vínculos. Mesmo um paciente que, até então, tenha desenvolvido uma percepção bastante ruim do atendimento, por causa de motivos diversos, pode mudar de opinião se o desempenho do médico superar suas expectativas.

É importante destacar que o paciente não é um consumidor comum. Na maioria das vezes acontece de o paciente, ao procurar um profissional da Saúde, estar não só debilitado fisicamente, abalado pelo problema específico que o levou ao médico, mas também estar fragilizado emocionalmente. Esse é mais um motivo para o médico ser atencioso e acolhedor com ele. Quando a pessoa se sente bem-vinda ao consultório e percebe que tanto funcionários quanto o médico se importam com ela, os resultados são muito melhores. Não se trata de ser íntimo do paciente, mas de demonstrar, de modo efetivo, atenção e responsabilidade em relação a ele.

Para quem vai ao consultório procurando por atendimento, pequenos detalhes podem fazer toda a diferença na avaliação final do serviço. O fato de os médicos utilizarem, por exemplo, termos técnicos de difícil compreensão transmite desconforto ao paciente. Em quase todos os casos, a pessoa não entende exatamente que problema tem, fica com vergonha de perguntar sobre o assunto e sai do consultório sem saber se seguirá ou não as recomendações do médico. Além disso, o uso excessivo de expressões técnicas cria uma barreira entre quem atende e quem é atendido, pois causa inibição e impede uma interação efetiva.

Respeito aos horários de atendimento e conversa franca também são atitudes que geram percepções positivas. Hoje, o paciente não é mais a parte submissa e frágil da relação. Além de estar mais informado sobre todos os assuntos, ele também está mais exigente e sabe do seu poder de barganha. Não raro, questiona o especialista sobre o tratamento ou medicamento indicado, pois viu na internet ou assistiu em algum programa de televisão que existem métodos mais modernos e seguros para resolver seu caso.

É preciso jogo de cintura e habilidade para mostrar que, embora o paciente tenha lido sobre a doença, nem todas as informações disponíveis na grande rede são confiáveis, e a decisão do médico por um determinado tratamento é bem mais embasada. O profissional não conseguirá convencê-lo à força. Quando o convencimento não acontece pelo diálogo, o paciente tende a procurar outro especialista, na tentativa de confirmar sua percepção pessoal, em vez de confiar no profissional que fez o primeiro atendimento.

"CADA PACIENTE É UM PACIENTE"

Pode parecer óbvio, mas esta afirmação ainda não é totalmente compreendida por uma boa parcela da classe médica. Para que esse entendimento se processe, precisamos passar por alguns conceitos.

Em primeiro lugar, o médico é um prestador de serviço. E as pessoas que buscam esse serviço, como já vimos, o fazem em condições especiais. Não estão consumindo por impulso e, em geral, a busca pelo serviço de saúde, ao contrário de outros serviços, não resulta ou advém de uma situação prazerosa.

No caso do atendimento médico, a percepção de qualidade depende de diversos fatores, inclusive da participação do paciente. Por mais que um consultório ou clínica tenha procedimentos padronizados e que o médico busque atender a todos da mesma maneira, o resultado será sempre individualizado, de acordo com a interação que se desenvolve no momento da consulta. Isso quer dizer que, mesmo adotando excelentes procedimentos, o médico não poderá atender a todos da mesma maneira. Pelo contrário, ele deve manter padrões de qualidade, mas personalizar, na medida do possível, cada atendimento.

Para quem está em busca de solução para seus problemas, o momento da consulta é único e deve ser o mais proveitoso possível. O paciente não está interessado se o profissional já atendeu a dez ou 20 pessoas naquele dia. No momento em que entra na sala, ele quer receber a devida atenção e ser tratado de maneira humana e cordial. Quando o médico tenta padronizar de maneira exagerada o seu serviço, acaba "atropelando" esses aspectos e gera uma percepção negativa.

Cada indivíduo que busca o serviço deve ser conquistado pelo profissional. Para que isso aconteça, é preciso que ocorra o desenvolvimento de um bom relacionamento. E isso só é alcançado quando o médico efetivamente percebe que cada paciente é único e possui expectativas e visões diferenciadas em relação ao atendimento que recebe.

Um ponto que nem sempre fica claro é que o profissional da Saúde não percebe que seu ponto de vista sobre qualidade no atendimento é bastante diferente do de um paciente. O médico, por exemplo, pode ter a falsa impressão de que, utilizando muitos termos técnicos, evidencia sua competência e seu conhecimento no assunto. Porém, a interpretação do paciente pode ser outra. O uso excessivo de termos complexos pode passar a ideia de arrogância e dificultar o relacionamento.

Outro problema comumente verificado diz respeito aos atrasos nos horários de consulta. O médico pode entender que, pelas especificidades da sua profissão, onde emergências tendem a ser comuns, os pacientes serão compreensivos em relação a atrasos. Na prática, isso não acontece. As pessoas são cada vez mais intolerantes com a questão do horário, tanto que pesquisas recentes apontam esse item como um dos principais causadores de insatisfação. Sabe-se também que poucos atrasos têm ligação direta com emergências. A maioria acontece por descaso ou desorganização.

O especialista pode acreditar que uma postura mais séria e distante proporcionará ao paciente uma imagem mais confiável e respeitável. Mas para o paciente, essa seriedade se converte em frieza. Poderia enumerar aqui diversos exemplos que mostram como são heterogêneas as percepções dos profissionais da Saúde e das pessoas que ele atende.

Não há um caminho único e pré-formatado para equacionar esse problema. O que o médico deve ter em mente é que, a cada dia, os pacientes tornam-se mais exigentes e questionadores. Cabe a ele se esforçar cada vez mais para compreender seus pacientes, entender suas expectativas e adaptar o seu atendimento e o da sua clínica às necessidades por eles manifestadas.

RESUMO - CONQUISTANDO EMBAIXADORES

Palavras-chave: expectativa, paciente embaixador, relacionamento

Na hora de captar os clientes, é preciso ir além, ou seja, conquistá-los. O paciente satisfeito com o serviço oferecido pelo médico torna-se o paciente embaixador, aquele que utiliza sua satisfação com o atendimento para fazer propaganda positiva do profissional.

O processo de conquista do cliente é lento e gradual. Na maioria das vezes, o paciente, para tornar-se fiel, precisa avaliar constantemente o serviço oferecido pelo médico. Para essa relação dar certo, é necessário que o profissional saiba que cada paciente é único e possui expectativas e visões diferentes em relação ao atendimento que recebe. Isso quer dizer que o médico não poderá atender a todos da mesma maneira. Conhecer a fundo seus pacientes e saber exatamente o que eles esperam do serviço aumenta suas chances de conquistá-los e é o melhor caminho para o sucesso desse relacionamento.

Equipe, sua maior aliada

"Se a única ferramenta que você tem é um martelo, para você tudo começa a se parecer com um prego"

Maslow

Uma secretária qualificada e bem orientada é uma excelente aliada profissional. Na maioria dos casos, ela é a responsável por administrar não apenas a agenda do profissional, mas também o consultório como um todo. Por essa razão, alguns médicos consideram suas secretárias seus "braços-direitos", pessoas em quem confiam a organização de boa parte das atividades relativas ao funcionamento do consultório ou da clínica.

A recepcionista possui também um papel importante no processo de conquista dos pacientes. Como já vimos, nas etapas que antecedem o atendimento médico, é a recepcionista que estará na linha de frente, lidando diretamente com o público. Quando ela não desempenha seu papel com seriedade e profissionalismo, pode prejudicar a imagem do médico e afastar os pacientes.

Tanta credibilidade e responsabilidade demonstram que, para que a relação seja bem construída, é preciso saber escolher de maneira adequada a sua equipe, seja apenas uma secretária ou um grupo de colaboradores. Para o médico recém-formado, a seleção de uma recepcionista para o consultório pode parecer algo bastante complicado. Afinal, ele ainda não possui a experiência adequada para saber de quais habilidades essa profissional necessita para fazer bem o seu trabalho.

Antes de iniciar a seleção de quem vai ocupar a recepção de seu consultório, o médico deve avaliar se conhece as funções que sua secretária terá. Somente assim poderá ter certeza de que alguma candidata tem o perfil desejado para o cargo. Por isso, ele deve elaborar uma lista de atividades que acredita serem de responsabilidade da secretária. Na hora da seleção, o médico precisa verificar se a candidata está apta a executar de maneira correta as tarefas listadas. Afinal, um funcionário que não se encaixa no perfil que é exigido pelo cargo não trabalha bem, prejudica a qualidade do serviço e interfere no processo de satisfação do paciente.

Muitos médicos acreditam que a função de atendente em um consultório não exige muito esforço de um profissional e, por isso, fazem uma seleção com pouco critério. Essa atitude, em médio ou longo prazo, pode custar mais caro do que se imagina. Na verdade, para que uma recepcionista atenda bem os pacientes, é necessário que ela tenha características específicas, tanto técnicas quanto comportamentais.

Para facilitar o processo seletivo do consultório, o médico deve dividir as habilidades do cargo em dois grupos distintos, cada qual considerando um tipo de característica necessária.

AS HABILIDADES NECESSÁRIAS

Uma boa recepcionista deve possuir tanto habilidades técnicas quanto habilidades comportamentais. Nas habilidades técnicas estão as competências relacionadas às rotinas de trabalho, procedimentos de convênios e funções diretas do cargo, como conhecimento de informática, dos equipamentos médicos e da rotina burocrática e, se necessário, domínio de idiomas. As características comportamentais incluem todas as aptidões mentais exigidas, como experiência anterior, boa comunicação, capacidade de concentração, aparência, persuasão, dicção e capacidade de organização. A conjunção dessas duas habilidades, a técnica e a comportamental, constrói um perfil adequado ao cargo.

É importante destacar ainda que o médico deve ter esses cuidados na hora de contratar qualquer funcionário. Em uma clínica, por exemplo, ele pode precisar de vários empregados, como faxineiras e jardineiros. É sempre importante saber as habilidades necessárias para cada cargo e as atividades que cada funcionário exercerá no consultório ou clínica. Veja, a seguir, um pequeno resumo do que deve ser observado na hora de contratar a recepcionista.

Características técnicas do perfil da recepcionista:

- Saber usar o computador;

- Possuir escolaridade mínima exigida;

- Saber línguas, sobre informática e ter cursos de aprimoramento;

- Conhecer a rotina de um consultório;

- Administrar bem as burocracias exigidas na recepção;

- Operar corretamente todos os equipamentos do consultório.

Características comportamentais no perfil da recepcionista:

- Saber lidar com o público;

- Ter boa aparência;

- Saber se expressar com facilidade e desenvoltura junto às pessoas;

- Ser organizada e ter iniciativa;

- Desejar se aprimorar e aprender cada vez mais;

- Saber resolver os problemas que surgem.

O PROCESSO DE CONTRATAÇÃO

Em consultórios ou em clínicas de pequeno porte, dificilmente encontraremos profissionais específicos atuando com recursos humanos. Logo, essas funções serão desempenhadas, de forma consciente ou não, pelo médico responsável.

Entender as funções e as atividades de RH é o primeiro passo para a criação de um ambiente de alto desempenho. E a formação desse ambiente começa no processo de seleção. No que tange a gestão de pessoal, o médico deve estar atento às seguintes etapas:

Recrutamento e seleção - Convocar e selecionar funcionários, de acordo com os pré-requisitos de cada cargo.

Descrição dos cargos - Determinar as atividades, as responsabilidades e a qualificação necessária de cada cargo.

Treinamento - Orientar o colaborador sobre como executar as atividades do seu cargo. Desenvolver, no curso de seu trabalho, competências técnicas e humanas.

Acompanhamento e motivação - Coordenar as tarefas dos funcionários e executar ações para motivá-los e comprometê-los com o resultado do trabalho.

Todas essas funções são vitais. Através delas, consegue-se definir as atividades que cada colaborador deve realizar: conscientizar cada pessoa do seu papel; transmitir o que se espera do trabalho de cada um; selecionar pessoas com o perfil (técnico e comportamental) adequado para exercer determinada função; orientar, treinar e desenvolver o potencial de cada membro da equipe; e criar mecanismos para que os funcionários sintam-se motivados a exercer o trabalho.

Apenas quando as quatro áreas são atendidas, o médico e sua equipe conseguem fortalecer a relação entre si e aumentar a qualidade do serviço. Portanto, antes de iniciar um processo de seleção, o profissional deve definir alguns pontos:

• Deixar claro quais as atividades estão relacionadas ao cargo, para evitar que haja dúvida sobre as responsabilidades de cada um;

• Determinar o perfil do ocupante de um cargo;

• Auxiliar a elaboração de materiais de programas de treinamento e orientar os funcionários com ações simples.

Uma recepcionista, por exemplo, pode ser responsável por:

A) Planejar o cotidiano

• Organizar materiais de trabalho;

• Organizar malotes de bancos e pagamentos de contas;

• Organizar convênios e parcerias;

• Providenciar solicitações especiais (materiais e equipamentos);

• Providenciar ou organizar jornais, revistas, brinquedos e outros itens da sala de espera;

• Prezar pela higiene, asseio e ordem da clínica;

• Planejar as tarefas do dia seguinte;

• Gerenciar o estoque de insumos;

• Atualizar os dados dos pacientes.

B) Agendar serviços

• Agendar consultas;

• Agendar outros serviços, como exames etc.

C) Recepcionar pacientes

• Acolher o paciente quando ele chega;

• Encaminhar o paciente para a sala do médico;

• Cadastrar pacientes, elaborando suas fichas de dados pessoais.

D) Prestar serviços de apoio

• Auxiliar sobre informações técnicas, se necessário;

• Auxiliar no preenchimento de formulários;

• Realizar o contato com convênios para obter autorizações de procedimentos;

• Quando requisitado pelo médico, acompanhar o paciente durante a consulta.

E) Responder chamadas telefônicas

• Atender os clientes com informações precisas;

• Propiciar informações gerais por telefone;

• Transferir a ligação para o responsável técnico, quando necessário, e se possível;

• Retornar a ligação em caso de não atendimento anterior.

F) Comunicar-se

• Trocar informações importantes com o médico;

• Falar de maneira clara, ágil e objetiva;

• Ouvir com atenção;

• Orientar os pacientes de maneira precisa;

• Comunicar-se visualmente com o paciente;

• Comunicar-se efetivamente bem por meio da escrita.

G) Demonstrar competências pessoais

• Agir com bom senso e agilidade;

• Demonstrar capacidade de se antecipar às necessidades;

• Mostrar iniciativa, afabilidade, interesse, organização, educação, autonomia, paciência, entusiasmo, respeito mútuo, espírito de equipe, capacidade de autoavaliação e interesse em aprimoramento profissional.

RECRUTAMENTO E SELEÇÃO

O processo de recrutamento e seleção não deve ser feito sem critério. Para alcançar bons resultados, algumas etapas e regras devem ser respeitadas. O processo seletivo não é composto, como alguns podem pensar, apenas por uma rápida entrevista.

Mesmo para o cargo de recepcionista, hoje se exige muito mais conhecimento e habilidades do que há alguns anos. Portanto, selecionar pessoas sem critério e cuidados para funções consideradas "simples" pode gerar prejuízo e retrabalho.

As responsabilidades de uma recepcionista, por exemplo, vão além de atender as pessoas: mandar e-mails, fazer serviços administrativos e financeiros, criar bancos de dados em computador e redigir documentos são apenas algumas das novas funções que essa profissional deve exercer.

Portanto, o processo seletivo é uma etapa importante para a construção de uma equipe que agregue valor ao trabalho do médico, ajudando-o a criar um nome forte e pacientes embaixadores.

Todo processo de contratação passa por algumas etapas fundamentais. A primeira é a elaboração e descrição dos cargos. Para que haja um bom recrutamento e uma boa seleção de candidatos, é importante ter a noção das atividades a desempenhar e o reconhecimento das habilidades que uma pessoa deve ter para realizá-las. O segundo passo é escolher as fontes de recrutamento e anunciar a vaga. Essa etapa precisa ser feita de maneira consciente, pois uma determinada fonte pode ser adequada para uma função, enquanto para outra, não. Um exemplo: para contratar uma recepcionista, o médico pode colocar um anúncio em um jornal lido pela classe média. Já no caso de querer contratar um auxiliar de serviços gerais (cuja formação exigida, geralmente, é ensino fundamental completo ou até mesmo incompleto), ele pode optar por um jornal popular, lido pelas classes mais baixas. Nesse último caso, ele nem deve pensar em fazer um anúncio na internet, por exemplo.

O passo seguinte é selecionar currículos. Com base na descrição do cargo, é possível fazer uma triagem inicial dos currículos recebidos. Para orientar todas as demais etapas do processo seletivo, o médico pode elaborar um Mapa de Avaliação dos Candidatos, que é uma tabela onde o profissional poderá elencar as habilidades e os atributos necessários e depois dará nota a cada um dos candidatos. Veja o exemplo abaixo:

Mapa de avaliação					
Habilidade	Joana	Rebeca	Fátima	Paula	Ana Cristina
Aparência	4	3	5	2	3
Comunicação	2	3	4	3	4
Rotina da clínica	2	4	3	2	3
Informática	3	4	5	5	4
Atendimento ao cliente	2	3	3	1	3
Experiência	1	5	4	2	3
Motivação	3	5	2	3	3
Total	17	27	26	18	23

A tabela serve como base para que o médico crie uma valoração entre todas as pessoas que foram entrevistadas para o cargo. Claro que apenas uma tabela como essa, sem a devida atenção no momento da entrevista, não vai resolver a questão. Mas se bem utilizado, o mapa serve como excelente parâmetro de avaliação. Outro ponto positivo é que esse mapa pode ser alterado e adaptado de acordo com a necessidade. As habilidades listadas no exemplo fornecido podem ser alteradas ou substituídas.

Na etapa seguinte, são realizadas as entrevistas e os testes específicos. Durante o processo seletivo, a entrevista é considerada uma das principais ações. Através dela são obtidas informações sobre a adaptação do candidato à vaga, tais como: se os horários de trabalho são compatíveis com sua rotina pessoal, qual a pretensão salarial, que conhecimentos e experiências possui e qual o real interesse e disposição para realizar as tarefas necessárias.

É importante que as entrevistas sigam uma estrutura previamente determinada. Isso evita que o selecionador se desvie do real foco ou se perca durante a conversa. Testes podem ser aplicados como exames de Língua Portuguesa, redação ou simulação de atendimento telefônico, por exemplo. Após a escolha do candidato, a última etapa envolve questões legais e administrativas que vão formalizar a contratação.

Equívocos no processo de seleção:

Existem alguns erros comuns cometidos durante o processo seletivo. Como forma de orientação, listamos alguns abaixo:

• Não definir corretamente o perfil – esse é um problema comum. Quanto mais indefinidas forem as informações sobre o cargo, mais difícil será selecionar a pessoa mais adequada para ocupá-lo.

• Durante a entrevista, o médico fala mais do que ouve – muitos são levados pela conversa com o candidato e passam a falar mais do que ouvir. Esse é um erro, pois quem está sendo avaliado é o candidato e não o médico. Portanto, é necessário fazer com que ele fale ao máximo, expondo suas características e anseios.

• Escolher com base em outros atributos, como beleza, simpatia e empatia, geralmente induz a erros de decisão.

• Não seguir o roteiro – fugir do roteiro da entrevista é o melhor caminho para se perder na conversa e deixar que o candidato vá embora sem extrair dele as informações relevantes. O médico não é obrigado a decorar as perguntas da entrevista. Por isso mesmo é feito um roteiro. Não segui-lo é desperdiçar o próprio trabalho.

• Fazer testes além do necessário – alguns processos seletivos pecam pela excessiva quantidade de testes e avaliações. Realize apenas os testes que forem necessários para a vaga. Muitas avaliações apenas tornam o processo cansativo (para ambas as partes) e desestimulante.

RELACIONAMENTO COM A EQUIPE

Além desses cuidados na hora da contratação, o médico deve estar consciente de que deverá investir constantemente para manter uma boa relação com seus funcionários. Mas por que essa relação é importante? Em serviços de saúde, a interação com o cliente passa por diversos momentos. O paciente tem somente um único momento de interação direta com o médico. Em todos os demais momentos, seja antes ou após um procedimento, o diálogo acontece entre o paciente e um funcionário do consultório ou clínica (possivelmente a recepcionista ou alguém com função similar).

Após algum tempo, a rotina de um consultório médico pode se tornar entediante para a recepcionista que, todos os dias, é obrigada a exercer as mesmas ações e tarefas. Garantir que seus colaboradores não vão ficar desmotivados é uma atitude que o médico deve pôr em prática. Se essa pessoa não estiver absolutamente preparada para lidar com os pacientes ou tratá-los da maneira adequada, e transmitir nestes diálogos os valores e metodologias que o médico quer associar a sua imagem, todo o trabalho e investimento poderão se perder.

O médico tem duplo papel: o de motivador e o de modelo. Como motivador, ele deve treinar seus funcionários e comprometê-los com a qualidade do resultado. Mas, qual é o caminho para motivar alguém? Um bom começo é oferecer boas condições de trabalho e oportunidades para que a pessoa desenvolva sua carreira. Treinamentos e investimento em cursos para o funcionário, além da criação de metas e padrões de desempenho atrelados a compensações financeiras, são caminhos interessantes. O médico também pode oferecer, dentro do possível, um plano de carreira para esse funcionário.

Outro ponto interessante é permitir que as pessoas participem dos processos de decisão. Quando elas tomam parte nestes processos, em vez de apenas serem informadas do que foi decidido, o grau de comprometimento com os resultados é maior, pois todos se sentem mais importantes por terem sua opinião respeitada. Nesse caso, também cabe ao médico o papel de líder.

Ser líder é diferente de ser chefe. O chefe é um profissional que está acima de outros na hierarquia e que é respeitado unicamente pelo poder que possui. As pessoas o obedecem por falta de opção e, quando podem, fazem "corpo mole" ou boicotam as ações e os projetos em andamento. Já o líder é a pessoa que inspira os demais, que sabe entusiasmar e conquistar a equipe para que todos lutem por um objetivo comum. O líder tem poder, mas não precisa usar a sua autoridade: as pessoas normalmente o enxergam como alguém apto para o desempenho de uma tarefa, e por isso mesmo aceitam o seu comando.

Junto a isso, se o consultório ou a clínica possui um sistema de informação aberto e disponível, a tendência é que as pessoas se envolvam melhor com os processos. Todos esses elementos contribuem de modo decisivo para a motivação e o comprometimento da equipe.

O segundo papel que o médico deve desempenhar é como modelo, ou seja, um exemplo a ser seguido. Sem isso, torna-se impossível fortalecer e propagar seus valores para o público externo. Um médico pode tratar muito bem seus pacientes e depois fazer comentários maldosos sobre eles com a recepcionista. Quando faz isso, além de dar um péssimo exemplo, o médico está implicitamente permitindo que sua funcionária tenha conduta semelhante. Se ele desrespeita e trata com descaso seus pacientes, também estará autorizando sua equipe a agir dessa maneira.

Da mesma forma, se o médico não trata bem seus funcionários, se prega uma coisa e faz outra, se adota condutas questionáveis e se não mostra o menor interesse pelo paciente ou pela qualidade do serviço, como pode esperar que seus colaboradores façam diferente? O exemplo do médico é fundamental para que todos incorporem a cultura e os valores que se pretende transmitir ao público.

O profissional que não dá a devida importância a esses aspectos não poderá reclamar quando descobrir que o desempenho de sua equipe está bem abaixo do esperado. Além disso, se não tiver uma efetiva parceria com os funcionários da linha de frente, ou seja, aqueles que efetivamente atendem ao público, como a recepcionista, o médico poderá perder informações importantes sobre o comportamento dos clientes.

A seguir, apresento algumas atitudes que podem ser colocadas em prática no consultório para motivar e envolver os funcionários, a fim de promover o crescimento profissional de todos.

Aprimoramento técnico: o médico deve perceber se o funcionário necessita de algum aprimoramento. Um exemplo é a compra e instalação de um computador na recepção. Cabe ao médico questionar se a recepcionista sabe operar a máquina e, em caso negativo, proporcionar-lhe um curso de treinamento para que faça isso de maneira adequada.

Muitas vezes, a funcionária não necessita de aprimoramento para executar as atividades inerentes ao cargo. No entanto, ela pode estar desmotivada por fazer, todos os dias, as mesmas tarefas. Em uma situação como essa, o médico pode providenciar cursos de reciclagem profissional. A qualificação constante é um incentivo que o médico pode proporcionar aos funcionários, o que lhe trará um retorno adequado.

Envolvimento no processo decisório: o médico pode incentivar a recepcionista a decidir junto com ele sobre os assuntos que interferem no funcionamento do consultório. Por exemplo: se o profissional deseja modificar a decoração da sala de espera, ele pode consultar a recepcionista sobre o que ela acredita ser o mais adequado. Isso demonstra que o profissional se importa e dá atenção às opiniões dos seus funcionários.

Criar desafios e metas: traçar um objetivo de trabalho é importante para estimular a secretária. Se o médico determina à recepcionista que eles têm como desafio atender 50 pacientes por mês, isso a incentivará a trabalhar melhor, atuando para atrair mais pacientes.

Valorizar o indivíduo: antes de ser um funcionário, a recepcionista é uma pessoa que gosta de receber atenção. O médico pode motivá-la a trabalhar melhor caso demonstre interesse pela sua vida, tanto profissional quanto pessoal.

Assertividade: além de valorizar a recepcionista como indivíduo, é importante que o profissional demonstre interesse pelo sucesso do seu trabalho. Elogios às atitudes corretas e às conquistas do funcionário mostram que os objetivos estão sendo alcançados e que a recepcionista deve continuar trabalhando dessa maneira, e sendo cada vez mais estimulada.

O médico recém-formado pode não colocar em prática todas essas dicas assim que contratar um funcionário. No entanto, é importante estar preparado para motivar sua equipe assim que for detectado algum descontentamento com o trabalho. O profissional que está preparado para incentivar seus funcionários consegue envolvê-los com as atividades diárias e os desafios a serem vencidos.

RECEPCIONISTA: O "RADAR" DO MÉDICO

A recepcionista também pode atuar como uma espécie de "radar" do médico. Ou seja, alguém que está próxima do público e que poderá detectar tanto problemas quanto excelentes oportunidades. Uma profissional atenta poderá perceber, por exemplo, elementos do ambiente que estão incomodando ou mesmo dificultando a passagem dos pacientes pelo local.

Esses e outros dados, aos quais o médico normalmente não tem acesso, podem muito bem ser detectados pelos funcionários da linha de frente. Isso não significa que a recepcionista precisa bisbilhotar sobre tudo o que se passa na sala de espera. Mas o médico deve orientá-la para que esteja atenta até mesmo aos comentários feitos pelos pacientes ao saírem do atendimento. Quando estão insatisfeitos, os pacientes tendem a se queixar com outras pessoas no local e até com a própria funcionária. Quando percebe a insatisfação, a recepcionista pode agir de maneira a reverter a percepção negativa e alertar o especialista sobre o problema.

Essa observação do público quase sempre é muito rica e auxilia o médico a tornar o atendimento cada vez melhor. Como ele está isolado em sua sala, nem sempre toma conhecimento dos motivos que podem estar afastando sua clientela. Da mesma forma, não terá condições de apurar quais elementos podem servir de atrativo para os novos pacientes. Por isso, a equipe de atendimento no consultório ou clínica tem esse papel estratégico. Quando essas pessoas prestam atenção ao ambiente, surgem dicas valiosas de como melhorar o serviço.

RESUMO - EQUIPE, SUA MAIOR ALIADA

Palavras-chave: seleção, treinamento, liderança, motivação

Para organizar a sua vida profissional, o médico precisa de uma equipe eficaz e comprometida. E, entre os membros da equipe, as secretárias costumam ser as pessoas mais importantes desse processo, já que elas gerenciam boa parte das atividades relacionadas ao funcionamento do consultório ou da clínica.

Para essa relação dar certo, é preciso que o médico escolha de maneira adequada a secretária. Alguns cuidados na hora de contratá-la, como conhecer as habilidades necessárias para o desempenho do cargo que ela irá exercer, são indispensáveis para o processo de escolha.

Além de contratar seus funcionários, o médico deve manter com eles uma boa relação. Trabalhar para que não fiquem desmotivados cria um maior comprometimento deles com os resultados que se pretende alcançar. O profissional que está preparado para incentivar seus funcionários consegue envolvê-los com as atividades diárias e os desafios a serem vencidos.

Fazendo o seu marketing pessoal

"Se todos nós fizéssemos as coisas de que somos capazes, ficaríamos, literalmente, boquiabertos"

Thomas Edison

Um comercial de televisão de um famoso refrigerante preconizou: "Imagem não é nada, sede é tudo". A frase pode ser boa para vender bebidas, mas contraria um dos principais aspectos do marketing. Na verdade, a imagem pode ser muito mais importante no mercado de trabalho do que se pensa. Para o médico, trabalhar com essa questão desde o início da carreira é fundamental.

A imagem de um bom profissional entre os pacientes gera confiança, credibilidade, segurança e respeito. Portanto, ao contrário do comercial de televisão, pode-se afirmar que, para o médico, imagem conta muito. O profissional que inicia sua carreira agora pode acreditar que seja difícil trabalhar esse conceito ou que, talvez, seja melhor deixar essa questão para ser trabalhada mais tarde, com a carreira mais sólida. Se pensar dessa forma, ele estará cometendo dois equívocos.

O primeiro é que trabalhar a imagem do médico não constitui nenhuma tarefa tão difícil. Muito pelo contrário: a imagem do profissional pode ser facilmente gerenciada na rotina diária. Além disso, deixar para mais tarde o cuidado com a imagem pode ser fatal. Se cometer um deslize no início da carreira, o médico poderá ser lembrado por isso durante toda sua vida profissional.

A IMAGEM DO MARKETING PESSOAL

Muitas pessoas não entendem a real função do marketing pessoal. Acreditam que o termo se refere a maneiras antiéticas de fazer propaganda de si próprio. Porém, marketing pessoal não é isso. Aplicá-lo ao cotidiano nada mais é que compreender e aceitar que o profissional, enquanto indivíduo, tem a sua "marca". Essa marca precisa ser trabalhada, da mesma forma que as grandes empresas fazem.

Indivíduos com boa reputação e uma marca forte levam vantagem sobre os desconhecidos ou os que estão na média do mercado. São pessoas que recebem propostas de emprego, são convidadas para eventos, conseguem mais atenção da mídia ou têm mais facilidade para obter parceiros comerciais, entre outros benefícios.

Portanto, não se trata, em qualquer instância, de enganar ou ludibriar as pessoas, passando-lhes uma imagem falsa. O profissional – tecnicamente falando – é um produto e tem a sua marca. Por essa razão, ele precisa trabalhar esses fatores para abrir caminhos e conquistar credibilidade no mercado.

Em áreas onde a relação entre cliente e prestador de serviço se baseia fortemente na confiança, a importância que deve ser dada à imagem é ainda maior. E o médico se insere nesse caso. Se, por qualquer razão, o profissional da Saúde tiver a sua imagem manchada e sua credibilidade questionada, sua carreira estará sob ameaça.

Para trabalhar e resguardar essa imagem, o profissional deve primeiro entender que sua carreira pode ser influenciada por suas atitudes e pela postura adotada. Valorizar sua imagem, antes de mais nada, é um trabalho que envolve conscientização e disciplina. O médico precisa se conscientizar da importância de ter uma imagem atraente para o mercado e também estar absolutamente convencido de que seus esforços valerão a pena. Depois, é preciso que ele tenha disciplina suficiente para tirar as ideias do papel e implementar mudanças.

Ações bastante simples podem melhorar e valorizar a imagem de uma pessoa: cuidados com higiene pessoal, com aparência, a utilização de roupas adequadas para cada ambiente, entre outros. A disciplina é necessária porque, em grande parte dos casos, trabalhar a imagem envolve a mudança de pequenos e grandes hábitos que estão enraizados no nosso estilo de vida, o que nem sempre é fácil.

Além de trabalhar sua imagem, o médico também deve utilizar o marketing pessoal para promover seus pontos fortes e suas competências, ou seja, os elementos que o tornam único. Dessa forma, ele valoriza e promove sua "marca individual". Com a correta divulgação, o médico ganha destaque, notoriedade e isso gera novas oportunidades em sua carreira.

Para um médico que acabou de terminar a residência e precisa se destacar, um bom caminho pode ser a realização de pesquisas para a publicação de artigos em veículos especializados. Esse seria um bom exemplo de ação onde o indivíduo busca a sua promoção. Participar de eventos da especialidade também é importante. Nesses ambientes, o profissional tem a chance de fazer contatos importantes e de ampliar seus horizontes. Vamos então entender o que é esse conceito sobre o qual estamos falando.

Marketing pessoal é o conjunto de tarefas que o profissional faz rotineiramente em seu trabalho a fim de valorizar e promover sua imagem frente aos pacientes, médicos, funcionários, fornecedores e outros públicos. É importante ressaltar que, para obter bons resultados e melhorar o atendimento prestado, o médico também deve orientar sua equipe para que esta transmita uma imagem adequada ao que ele está construindo em seu esforço de marketing.

OS CAMINHOS PARA O JOVEM MÉDICO VALORIZAR SUA IMAGEM

A imagem de um médico não está apenas restrita à avaliação dos seus pacientes. Existem outros grupos que devem ser vistos como importantes nesse processo. Esse é mais um mito que os profissionais da Saúde devem superar: o público-alvo de um consultório não se resume às pessoas que vão até lá em busca de atendimento. Médicos que as indicam, laboratórios, entidades de classe e outros grupos que representam a sociedade devem receber a devida atenção.

A seguir, agrupamos uma série de atitudes que o médico em início de carreira pode adotar para manter uma boa imagem e ter sua "marca pessoal", desde já, valorizada. A quantidade de ações que pode ser colocada em prática é grande. No entanto, elas podem ser reunidas, basicamente, em nove categorias, conforme descrevemos a seguir.

Simpatia e cortesia: ser simpático é uma ação que qualquer paciente espera do seu médico. O profissional que atende com cortesia sabe que, dessa forma, conseguirá envolver o cliente no atendimento, deixando-o à vontade no ambiente. Um profissional apático e frio tende a afastar os pacientes do consultório. Ações simples e que podem parecer sem importância fazem muita diferença, tais como:

- Tratar os pacientes pelo nome e nunca por apelidos;

- Utilizar palavras de cortesia, como "por favor", "obrigado" e "me desculpe";

- Cumprimentar os pacientes quando encontrá-los, mesmo que seja fora do consultório;

- Abrir a porta de sua sala na hora em que o paciente entrar;

- Deixá-lo à vontade para falar, evitando interrupções desnecessárias;

- Sorrir quando a situação permitir;

- Mostrar-se sempre disposto a atender bem;

- Fazer perguntas sobre assuntos gerais e pessoais, sem ligação direta com a patologia do paciente. Isso faz com que ele fique mais à vontade na hora da consulta (mas tenha bom senso: algumas pessoas não gostam de falar sobre sua vida pessoal. Cabe ao médico perceber o limite de cada um).

Fala: na hora de se dirigir ao paciente, além de mostrar simpatia, o profissional deve falar de maneira correta, clara e pausada. O cliente precisa entender o que está sendo explicado. Afinal, é a saúde dele que está em foco. Por essa razão, o médico deve tomar alguns cuidados na hora de falar, tais como:

• Ter boa dicção;

• Não utilizar gírias ou termos técnicos;

• Tirar todas as dúvidas do paciente.

Roupas e aparência: quando se fala em imagem, a aparência é o primeiro ponto a ser lembrado. Na área da Saúde, o cuidado com as roupas deve ser redobrado. As roupas dos médicos, geralmente, são brancas ou claras, o que permite distinguir facilmente se o profissional se preocupa ou não com a sua aparência. Para isso, existem algumas dicas básicas, como:

• Manter as roupas limpas, sem manchas e sem estarem amarrotadas;

• Ter sempre uma roupa reserva no consultório. Troque de roupa quando achar que sua aparência não está agradável aos pacientes;

• Não exagerar nos perfumes.

Competência e experiência: durante o atendimento, o médico deve mostrar-se competente e experiente. Mesmo que esteja iniciando sua carreira, o profissional precisa gerar confiança no paciente. Isso, muitas vezes, só é conseguido com a competência. A prática médica será desenvolvida com o tempo e poderá agregar mais segurança ao trabalho.

Pontualidade: o descumprimento de horários previamente marcados é uma prática comum em milhares de consultórios. No entanto, um atraso pode ser encarado, por alguns pacientes, como desrespeito e desconsideração por seus problemas. Por isso, o médico deve buscar, desde o início da carreira, cumprir os horários. Muitas vezes, manter uma agenda pontual depende apenas de organização e boa vontade.

Outra tendência que deve ser abolida é a de que o médico é um profissional muito especial, que salva vidas e que, portanto, pode se atrasar o quanto quiser, pois há sempre uma emergência a sua espera. É certo que emergências podem ocorrer, mas em hipótese alguma isso deve servir de argumento para atrasos frequentes. Os pacientes não são ingênuos e esse tipo de discurso pode ser encarado como arrogância ou prepotência, o que é péssimo para a imagem de um profissional da Saúde.

Declarações verdadeiras e promessas cumpridas: por se tratar de um médico, espera-se que toda e qualquer orientação sobre patologias, tratamentos, diagnósticos e remédios sejam verdadeiras. Porém, essas não são as únicas declarações que o profissional pode fazer em seu consultório. A promessa de atender o paciente em dez minutos pode tornar-se uma declaração falsa. O resultado disso será o aumento da insatisfação com o serviço prestado.

Superar expectativas: a satisfação do paciente pode ser alcançada com atitudes inesperadas. São as chamadas ações proativas. Elas agradam o paciente justamente porque acontecem quando menos se espera. Um paciente que, por exemplo, chega ao consultório cansado e reclamando do calor pode se surpreender caso a recepcionista lhe sirva água, mesmo sem ele pedir. A surpresa pode se transformar em uma avaliação positiva do serviço.

Concorrência leal: o mercado de trabalho é bastante competitivo, mas isso não é motivo para um profissional denegrir a imagem de um concorrente. Além de estar prejudicando um colega de profissão, o médico também pode sofrer consequências ruins com essa atitude. Manter uma boa relação com outros profissionais é essencial para o médico, pois pode render a ele indicações de pacientes e até mesmo oportunidades de parceria.

Resolução de problemas: elogios e sugestões devem ser bem aceitos pelo médico e por sua equipe. Muitas vezes, as críticas feitas por pacientes não são bem recebidas. Em alguns casos, elas são arquivadas pelo pessoal da recepção e sequer chegam ao profissional. Esse é o tipo de atitude que não pode ser tolerada. Quando um paciente reclama, o consultório ou clínica deve usar a reclamação como um meio para melhorar o serviço, adequando-o às expectativas do público-alvo. Desperdiçar ou descartar esse *feedback* é um erro grosseiro. O médico perde a oportunidade de melhorar seus procedimentos e deixa de tomar conhecimento das questões que podem afastar a clientela.

Trabalhar a imagem do médico através do marketing pessoal não é difícil. Basta ter atenção e dedicação às tarefas da rotina. Somente quando coloca o atendimento em primeiro lugar, o médico cresce profissionalmente. E para oferecer um bom atendimento, é preciso, acima de tudo, passar uma imagem de confiança e segurança aos pacientes.

COMO PROMOVER SUA IMAGEM

Conforme apresentado anteriormente, além de melhorar sua imagem, o médico que atua há pouco tempo no mercado precisa se esforçar bastante para promovê-la. Isso requer dedicação, disciplina e, principalmente, investimento. E isso também não significa que o profissional pagará por anúncios espalhados pela cidade. Esse tipo de ação, além de mostrar-se ineficaz em termos de resultado, ainda pode denegrir a sua reputação. O melhor caminho para promover-se é apostar em ações que destaquem suas qualidades e pontos fortes a públicos específicos. Apresento, a seguir, algumas ações que podem ser interessantes para o médico promover suas competências, trabalhando o seu marketing pessoal.

Networking: para o médico, manter uma rede de contatos é um investimento. Além de divulgar o seu trabalho, o profissional que aposta em *networking* está mais atualizado quanto a discussões, tópicos e outros temas que estão em voga na categoria.

O relacionamento com outros profissionais também costuma gerar excelentes oportunidades de trabalho. O médico que mantém uma postura de isolamento, acreditando que seu conhecimento e sua capacidade são mais do que suficientes para o sucesso, acaba perdendo excelentes oportunidades, além de ficar de fora de discussões que podem influenciar diretamente a sua vida e o seu negócio.

Produção de pesquisas e textos: um bom caminho para divulgar seu trabalho é através de publicações. Elas podem ser artigos para jornais e revistas, livros, publicações científicas ou até mesmo textos em blogs. Produzir e publicar textos ajuda o médico a se promover. Nem sempre publicar algo depende de grandes investimentos. Um cardiologista que monta um *website*, por exemplo, com dicas de como prevenir doenças cardiovasculares, cria um excelente canal de comunicação com os pacientes, com outros médicos e com a sociedade. Se esse trabalho obtiver reconhecimento, pode gerar novas oportunidades para o profissional.

Um cuidado que o jovem médico deve ter diz respeito ao conteúdo. Interagir com o público não é fácil, mesmo que essa interação ocorra através da publicação de um artigo em uma revista mensal, por exemplo. O médico deve ser bastante criterioso e rigoroso com os padrões de qualidade do seu texto e com as opiniões que emite. Mesmo sem querer, após a publicação, ele pode se ver envolvido em uma polêmica com os seus leitores, o que não é nada bom. A lógica do "falem mal, mas falem de mim" não serve aqui.

A publicação de artigos e textos de diversos tipos é um ótimo recurso, mas expor opiniões e posicionamentos é sempre um ato de muita responsabilidade. Da mesma forma que os leitores ajudam a construir uma reputação, eles podem ajudar a desmanchá-la, caso sintam-se ofendidos ou desrespeitados pelo conteúdo publicado. Muitos profissionais se entusiasmam com a ideia de publicar seus escritos e acreditam que sua imagem e atuação estejam totalmente desvinculadas dos textos que publicam no seu blog, por exemplo. Ledo engano. E, para quem vive de reputação e credibilidade, todo o cuidado é pouco para evitar desgastes e atritos.

Comunicação: de nada adianta ser excelente profissional se as outras pessoas não sabem disso. Além de possuir elevada competência técnica e gerencial, o médico deve adotar estratégias de comunicação para propagar essas competências para o mercado e para a sociedade. Comunicação não se resume a anunciar e fazer publicidade. Mesmo estratégias de comunicação pessoais são válidas: por exemplo, mantendo as pessoas atualizadas sobre seus trabalhos e projetos. Um médico pode comunicar a sua rede de contatos por e-mail ou até por telefone sobre seus projetos e realizações. Isso pode ser feito periodicamente.

Desenvolver a identidade visual do seu consultório ou clínica também é uma excelente maneira de comunicar às pessoas os seus valores, o seu perfil e o seu foco de atuação. Outro ponto fundamental é que o médico tenha sempre um cartão de visita à mão, além de um histórico profissional atualizado e que possa ser acessado com facilidade por pessoas interessadas. O *layout* do consultório e o espaço de atendimento também influenciam a percepção das pessoas, portanto, são aspectos que devem ser observados.

Em tempos de internet, manter um *website* atualizado também serve como canal de comunicação, sempre seguindo o padrão e a identidade visual do consultório. De nada adianta escrever em um *website* se ele tiver um visual pobre e uma estrutura precária, contrastando com um consultório que transmite uma imagem associada à tecnologia e a recursos de ponta. Nesse caso, o canal web apenas prejudicaria a imagem, ao invés de reforçá-la.

Por fim, para o médico que desenvolve muitas atividades onde possa haver um possível interesse da imprensa e de outros grupos formadores de opinião, é interessante a contratação de um profissional de relações públicas ou de assessoria de imprensa. Imaginemos um médico que esteja desenvolvendo pesquisas inovadoras na sua área, ou que possui atividades de cunho social, ou que simplesmente pretende reforçar sua imagem como autoridade em determinado assunto; com a ajuda de um profissional qualificado, esse médico pode se tornar "fonte" para a produção de conteúdo jornalístico.

Com o devido planejamento, também é possível obter parcerias e apoios de variados grupos da sociedade para os projetos em desenvolvimento, o que é uma excelente maneira de comunicar ao público-alvo o trabalho realizado e as competências do médico.

Qualificação constante: há alguns anos, a crença comum era de que o diploma de graduação era mais que suficiente para o profissional se manter no mercado. Hoje, a graduação vale cada vez menos e é considerada apenas como o primeiro passo na busca por uma formação de excelência. Não é apenas o mercado que está mais exigente. Ele demanda mais conhecimento porque, de fato, hoje em dia, as mudanças ocorrem com uma velocidade espantosa. Logo, a qualificação constante é uma necessidade para que o médico mantenha-se atualizado e em condições de competir em pé de igualdade com os mais jovens, que a cada ano chegam ao mercado com uma bagagem maior.

A atualização pode ocorrer por diversas maneiras: cursos de pós-graduação, de extensão ou à distância, palestras, seminários, mini-cursos e até mesmo cursos pela internet. Hoje, não há mais desculpas para um profissional não se atualizar.

Com essas atitudes, o médico sedimenta terreno para a caminhada de sua carreira profissional. Mas é preciso ressaltar: nenhuma ação para valorizar e promover a imagem pessoal gera resultados imediatos. Os efeitos são sempre em médio e longo prazos, mas o médico que ingressa agora no mercado deve perceber, dentro do seu planejamento estratégico, que o investimento com certeza valerá a pena.

RESUMO - FAZENDO O SEU MARKETING PESSOAL

Palavras-chave: imagem, comportamento, comunicação, qualificação

Marketing pessoal é o conjunto de atitudes e comportamentos que o profissional utiliza a fim de valorizar e promover sua imagem frente aos públicos com que se relaciona. Ser cortês, simpático, pontual, saber falar corretamente, usar roupas limpas e ter atitudes adequadas à função que exerce são exemplos de atitudes que valorizam a imagem do médico junto aos pacientes, funcionários e a outros públicos com quem se relaciona.

O médico deve utilizar o marketing pessoal para promover seus pontos fortes e suas competências, ou seja, os elementos que o tornam único e o diferenciam dos demais. Saber divulgar de maneira adequada a sua marca também é um passo primordial do processo. De nada adianta ser excelente profissional se as outras pessoas não sabem disso.

Educando o paciente

"A educação de que precisamos há de ser a que liberte pela conscientização"

**Paulo Freire,
educador, pedagogista e filósofo brasileiro**

Os cinco pilares para uma boa educação do paciente

1. Tenha empatia;

2. Permita a dúvida do paciente;

3. Crie um canal de comunicação;

4. Use diversas formas para se comunicar com os pacientes;

5. Mostre outros meios através dos quais o paciente possa obter mais informações.

"Qualquer combinação de adquirir experiências voltadas para ajudar os indivíduos a melhorar sua saúde, aumentando seu conhecimento ou influenciando suas atitudes". Essa é a definição de "educação em saúde" (*Health Education*), segundo a Organização Mundial da Saúde (OMS), o que, para nós, é conhecido como "educação do paciente". A relevância do assunto é tamanha que, no site da organização, há um segmento voltado especificamente para o tema, mostrando os programas desenvolvidos nesse sentido em diferentes partes do mundo.

Essa importância, claro, pode ser percebida tanto sob a ótica do paciente quanto dos médicos. No primeiro caso, ao compreender melhor o que acontece em seu corpo ou sua mente, o paciente passa a apresentar maiores chances de controlar sua doença e, com isso, pode ver sua saúde e qualidade de vida melhorarem em longo prazo. Para o médico, a educação do paciente pode ser um valioso caminho de não só exercer um elemento fundamental da sua função como profissional - a promoção da saúde como também de cativá-lo cada vez mais. Isso porque a relação médico-paciente aperfeiçoase, beneficia-se dessa ação, gerando maior confiança no médico por parte do paciente, que recebe as informações apropriadas ao seu caso, de forma adequada, percebendo o conhecimento, a preocupação, a atenção e a dedicação prestadas pelo médico ao atendê-lo. Com isso, o médico pode perceber maior adesão ao tratamento por parte do paciente que, por conseguinte, resultará em mais êxitos e casos de sucesso.

Hoje, principalmente com o advento da Internet e das mídias sociais, as possibilidades de acesso a todo tipo de informação são enormes, e cabe ao médico conversar com o paciente, questionando sobre o que ele sabe a respeito de seu caso em especial, escutando suas dúvidas, esclarecendo-o e orientando-o da melhor forma possível.

Muitos podem levantar a questão do tempo curto para o atendimento aos pacientes, que nem sempre permite uma boa conversa com eles. O convênio paga pouco, o número de pessoas a serem atendidas é alto e os 20 minutos de consulta, que não são muitos, tornam-se 15 ou 10 ou então a agenda toda atrasa. Complicado? Sim. No entanto, o que vale mais: ter clientes que podem tornar-se verdadeiros embaixadores pela atenção e bom trabalho que você desenvolve e que provavelmente irão te indicar para terceiros, tornando-se potenciais clientes particulares (caso você opte por não trabalhar mais com convênios em algum momento da carreira), ou só focar na quantidade para compensar o valor pago por consulta pelos planos de saúde?

Pense no questionamento feito acima e nunca se esqueça da qualidade e da responsabilidade exigidas pela Medicina. Baseado nisso, a educação dos seus pacientes é, então, mais uma ferramenta para exercer de modo digno a ética médica, o profissionalismo e de pôr em prática a empatia junto a seus pacientes, elemento de suma importância para um bom atendimento e que, com certeza, faz toda a diferença na relação médico-paciente.

EMPATIA PARA QUÊ?

De acordo com a Psicanálise, a empatia pode ser entendida como um estado de espírito no qual uma pessoa se identifica com outra, presumindo sentir o que esta está sentindo. Primordial para compreender as angústias e as dores do outro, ela deve ir além do encontro situacional entre o médico e o paciente; deve ser algo maior do que fazer perguntas e exames físicos, receitar medicamentos e prescrever condutas.

Infelizmente, hoje em dia, temos escutado muitas queixas sobre consultas mecânicas, frias, homogêneas, em que a prática médica se resume a pouca atenção, ignorando a personalidade e sobrepondo as aflições de cada paciente. Por mais que para o médico os indivíduos atendidos em um dia sejam muitos e, às vezes, com problemas semelhantes, as expectativas de cada um deles em relação ao profissional são altas, suas preocupações são variadas e seus históricos e necessidades são únicos. Assim, suas individualidades precisam ser observadas, respeitadas, e suas vontades, atendidas na medida do possível. A empatia por parte do médico, nesse contexto, é, portanto, essencial para que o profissional consiga compreender as particularidades de cada paciente, assim como para deixá-lo tranquilo quanto a sua situação e satisfeito com o atendimento.

Tendo explicado e enfatizado a importância da empatia, muitos podem se perguntar como colocá-la em prática ou se é possível aprendê-la. É claro que alguns conseguem se sensibilizar mais que outros diante dos problemas alheios. Entretanto, assim como grande parte da personalidade, das características pessoais de cada indivíduo, a empatia pode ser inata, mas também aprendida.

As atitudes que surgem da empatia giram em torno de determinados pontos, que seguem abaixo. Com paciência e atenção em seu padrão de comportamento, o médico pode utilizá-los para desenvolver ações empáticas para com seus respectivos pacientes, estimulando sua sensibilização diante deles e reforçando positivamente a relação entre ambos.

1. Ao falar

Para que uma ideia seja transmitida de maneira eficiente, compreender o público a quem a mensagem será destinada é essencial, pois nem sempre o jeito como comunicamos é mais compreensível. O cuidado ao escolher as palavras e os gestos, assim como a forma como organizamos seu conteúdo, estão ligados à empatia, permitindo-nos uma comunicação mais adequada e maior aceitação por parte de quem ouve.

2. Ouvir o outro é a alma da comunicação

A boa comunicação exige uma escuta impecável. Ouvir o que os outros têm a dizer nos dá o entendimento sobre suas necessidades, além de mostrarmos a nossa preocupação com o interlocutor. Um dos fundamentos da empatia é indicar ao indivíduo que desejamos comunicar o quanto nos importamos com ele.

3. O sábio uso da palavra

Muitas vezes queremos comunicar ao nosso público o máximo de conteúdo que pudermos, mas acabamos por dar voltas e voltas e não permitir a sua compreensão. Excessos prejudicam que a mensagem seja emitida de forma dinâmica e clara. Ostentar o uso de palavras pomposas pode soar bonito mas também não garante o entendimento do interlocutor. Ao contrário, pode gerar dúvidas e desconfiança sobre as suas verdadeiras intenções e conhecimento sobre o que diz. O convencimento do outro se dá pela segurança no que é dito e pelo conhecimento do assunto, demonstrando a sua qualidade profissional.

ENSINANDO O PACIENTE

Para começar a educação é preciso acessar as necessidades de aprendizado do seu público-alvo. Ou seja, o que o paciente quer saber. Para isso, você deve conhecê-lo bem. Pergunte o que ele sabe sobre a doença até então, se ele fez pesquisas na internet e o que descobriu e, caso venha de outro médico, pergunte o que este levou de informação para ele. Essa é a etapa inicial e é relevante até mesmo realizar um levantamento sobre os acometimentos mais comuns dos seus pacientes, conhecendo-os mais a fundo e tendo mais elementos para montar um plano de aulas sobre o que eles não sabem e precisam saber.

O médico pode (e deve) trabalhar a educação do paciente ao longo das consultas de rotina, dedicando sua atenção a não só examinar como também a conversar com a pessoa sobre seus maiores incômodos, explicando tudo sobre a doença e a melhor forma de tratamento. Aliás, conhecendo melhor o paciente, o médico pode constatar algumas tendências a certos distúrbios e doenças e buscar orientar o indivíduo a ter um comportamento, no dia a dia, que o ajude evitá-los.

Dependendo da especialidade em que atua e do caráter das patologias que costuma atender (crônicas ou não, por exemplo), o profissional também pode avaliar a sua necessidade e a de seus clientes e optar por realizar consultas específicas destinadas apenas à educação do paciente. O médico, então, pode estabelecer um método de trabalho, em que na primeira consulta ou logo na seguinte, por exemplo, ele marque um horário com o paciente apenas para conversar com este para ouvi-lo, conhecê-lo melhor, prestar esclarecimentos sobre a doença, tirar dúvidas e orientá-lo da melhor forma possível. Outra opção é analisar a possibilidade de juntar determinado número de pacientes e dar uma aula a eles (gratuita ou não, o que faz parte de você levar em consideração as suas necessidades e as possibilidades do seu público-alvo), estimulando a prevenção e propagando a promoção da saúde.

Barreiras na educação do paciente

Após uma longa demonstração de conhecimentos técnicos sobre um diagnóstico ou um exame para um paciente, este simplesmente balança a cabeça como quem diz que está a entender tudo, mas, no fundo, tem vergonha de admitir que não compreendeu uma palavra. Ao ouvir uma linguagem médica específica, da qual ele não tem o menor conhecimento, a pessoa se sente em uma condição inferior. Em um país de alto índice de analfabetos funcionais, a falta dessa percepção por parte do médico se torna uma barreira para a conscientização do paciente. Outro fator é o estado emocional dele. Ao ir a uma consulta, o indivíduo se encontra fragilizado por sua condição de doente, um indicador de que há ali um obstáculo para a comunicação. O profissional precisa confortar esse sujeito, ser empático e conquistar a sua confiança.

Programando a educação dos seus pacientes

Em seu livro *Patient education: you can do it! A practical guide to teaching and motivating patients,* Ginger Kanzer-Lewis, especialista em educação sobre o diabetes, vai além dessa doença em muitos momentos da obra e dá um passo a passo bastante objetivo sobre como o médico, independente de sua especialidade, e qualquer outro profissional da saúde que lida diretamente com pacientes podem se preparar para ensiná-los.

Segundo ela, o primeiro passo é decidir o que será abordado. Tomemos como exemplo consultas de pais inexperientes, na gravidez do primeiro filho, a um pediatra. Este pode criar uma lista do que a mãe precisará fazer e como fazer. É só listar os tópicos a serem explicados em princípio:

- Dar banho no bebê;
- Lavar a cabeça da criança;
- Amamentá-lo / alimentá-lo;
- Mudar a fralda;
- Cuidados com o cordão umbilical;
- Resposta aos choros da criança;
- Como confortá-la;
- Administração de vitaminas ou remédios;
- Como viajar com o bebê de forma segura;
- Como limpar os olhos;
- Como colocá-lo para arrotar;
- Vestir a criança;
- Como medir a temperatura;
- Como criar um vínculo com o bebê;
- Colocar a criança em um assento para bebês no carro;
- O que levar na bolsa da criança;
- Brinquedos adequados;
- As doenças mais comuns que acometem os recém-nascidos etc.

Obviamente, o pediatra pode acrescentar outros tópicos que achar relevantes, adicionando dados, informações e explicações sobre questões e estudos atuais que podem ser classificados como um diferencial para o paciente. Um exemplo, no caso da Pediatria, pode ser a explicação sobre a importância dos mil primeiros dias de vida[1] e como os pais podem atuar a fim de que seu filho se desenvolva da melhor forma possível nesse período.

Em seguida, o ideal seria que o pediatra identificasse tudo que a mãe precisa saber sobre cada item da lista. Levemos em consideração a troca de fraldas. Nesse caso, os pais precisam saber:

- Selecionar o tamanho correto;

- Comprar as fraldas (pode sugerir marcas, conversar sobre as possibilidades descartáveis e de tecido);

- Definir se comprará fraldas de pano ou descartáveis;

- Se forem de pano:

   - Onde comprar;

   - Quantas;

   - Qual o tamanho;

   - Se serão de vélcro ou não;

   - Calças plásticas;

   - Custo;

   - Como vesti-las na criança;

   - Como dobrá-las e guardá-las quando limpas;

   - Onde manter as fraldas sujas até lavá-las;

   - Qual a melhor maneira de lavá-las.

- Se forem descartáveis:

   - Qual o tamanho;

   - Quantidade;

---

[1] De acordo com pesquisas recentes, a gravidez e os dois primeiros anos de uma criança são fundamentais para seu desenvolvimento físico e mental ao longo da vida. Esse período não concentra apenas o maior estirão de crescimento do ser humano, como também é fundamental para a prevenção de problemas de saúde, para o desenvolvimento dos sistemas nervoso e imunológico e até para garantir que ele tenha uma boa alimentação quando se tornar adulto.

- Onde comprar;

- Como colocá-las;

- Como retirá-las quando cheias;

- Onde armazená-las;

- Como descartá-las.

• Uma vez que as fraldas foram compradas:

- Como removê-las;

- Como limpar o bebê;

- Lenços umedecidos;

• Sabão e água;

- Pó ou loção;

- Assaduras;

- Cremes e pomadas;

- Como aplicá-los;

- Quais pomadas usar;

- Onde trocar o bebê?;

- Como trocar o bebê em viagens.

Feito isso, o médico terá uma lista com conteúdos relacionados a determinado tema. É uma atividade trabalhosa, em princípio, mas, uma vez com a listagem pronta, o médico terá um guia com tópicos, que pode auxiliá-lo na hora de educar seus pacientes, sem deixar faltar nenhuma informação necessária.

Junto ao paciente, a segunda etapa é mostrar-lhe sua lista e perguntar-lhe o que ele já sabe sobre os itens apresentados e se possue alguma dúvida, validando o conhecimento que ele possui. Afinal, o médico está assumindo uma responsabilidade com aquele paciente ao dar início a uma consulta, a um tratamento. Assim, o profissional deve verificar o que o consulente já sabe, corrigi-lo se necessário e, o que este não souber da lista, o médico deverá ensiná-lo.

Alguns podem considerar como sendo uma atividade trabalhosa - e é, de fato. No entanto, é simples, bem eficaz e ajuda a educar os pacientes de uma forma mais ampla e completa. Você, como médico, pode pedir auxílio a colegas de profissão e especialidade para elencar os tópicos necessários para suas listas. Nelas, você também pode apontar, como dito anteriormente, estudos e/ou dados que validem o seu conhecimento, comprovando a mensagem que quer passar. Com elas prontas, você só terá que atualizá-las se preciso for e já terá material pronto para vários pacientes.

É claro que esse é um modelo de ensino e o médico pode utilizar outros como exemplo ou até mesmo desenvolver uma metodologia própria para orientar seu público-alvo. O importante, sempre, é não deixar de escutar os pacientes, de tirar suas dúvidas e transmitir tudo que for necessário para que ele próprio se conheça melhor e possa criar maior confiança no médico e no tratamento que precisa seguir. Além disso, dentro da sua área, o médico pode optar por definir uma consulta para um quadro comum de determinada doença entre os seus pacientes ou até para casos mais específicos e complexos, conforme a necessidade dos clientes.

Para reforçar

Sempre busque compreender o seu público-alvo, percebendo suas necessidades de informação e pergunte a si mesmo e a seus pacientes:

- O que é importante para eles?

- Com o que eles mais se preocupam?

- Existem barreiras em nossa comunicação? Se sim, quais são?

- Como eliminá-las?

Técnicas de ensino

Falamos um pouco sobre sua preparação quanto ao conteúdo a ser abordado com o paciente, mas como transmiti-lo? Alguns estudos sugerem que as pessoas recordam 10% do que elas leem. Se você der manuais a seus pacientes, lembre-se de que eles devem ser um complemento à educação deles. Em contrapartida, conseguimos reter 26% do que ouvimos, 30% do que vemos, 50% do que vemos e ouvimos, 70% do que dizemos e 90% do que dizemos enquanto fazemos algo. Ou seja, nesse último caso, se, enquanto nos vestimos, falamos, explicamos o que estamos fazendo ao pôr a roupa, conseguiremos, em teoria, reter 90% do que compreendemos da ação de vestir-nos.

Com base nisso – e também para que não caia no marasmo de sempre ensinar da mesma forma -, você pode optar por diferentes ferramentas de ensino: vídeos explicativos, apresentações de slides, filmes que retratem comportamentos importantes para os pacientes, ilustrações, explicações em quadro branco e representações em 3D com determinadas partes do corpo humano. Outra possibilidade é por meio de ações interativas: você pode criar jogos elucidativos. Atividades lúdicas, além de ensinarem permitem que determinadas pessoas sintam-se mais à vontade e consigam até expressar-se melhor, o que pode ser útil para que o médico as conheça mais a fundo. Use a criatividade. Além de ensinar, o médico também pode aprender e ainda se divertir ao educar. Aliás, aplicativos para *smartphones* e *tablets*, assim como conteúdos destinados à promoção da saúde publicados em mídias sociais também podem ser um complemento para a educação.

Como um adendo, é bom ressaltar que os pacientes são diferentes e pode ser que uns sintam-se mais confortáveis com determinada técnica do que outros. Por isso, mais uma vez, é importante ouvi-los e perguntar-lhes sobre suas preferências para saber como irão se sentir mais à vontade. Conheça-os, para que possa envolvê-los de modo a ensiná-los o máximo que puder e com um bom nível de aproveitamento por parte do paciente. Também procure ser o mais claro possível. Ao final das explicações, pergunte se restou alguma dúvida. Por fim, lembre-se sempre de manter-se atualizado: busque os novos medicamentos da sua área, novas tecnologias de tratamento, novas técnicas cirúrgicas, pesquisas recentes, comportamento etc.

O que levar em consideração para um ensino criativo

- Avalie que materiais e recursos estão disponíveis;

- Se quiser, pode convidar colegas para dar uma aula junto com você;

- Tente encontrar cinco maneiras diferentes de ensinar a mesma coisa;

- Pergunte aos seus pacientes como eles querem aprender;

- Veja o que as sociedades têm a oferecer com o intuito de educar os pacientes.

A conscientização do indivíduo sobre os cuidados com a própria saúde contribui para uma adesão maior ao tratamento, aumentando as chances de cura e fortalecendo o relacionamento médico-paciente. Dessa forma, sua fidelização e confiança com o profissional que prestou os cuidados médicos crescem significativamente.

O avanço da tecnologia tem trazido mais acesso a informações, não apenas para os profissionais da Medicina, mas também, para o próprio sujeito adoecido que busca por respostas para o seu problema. É preciso tirar proveito dessa situação. Abrir um diálogo franco com o paciente e dar as devidas orientações e atenção, ainda que o tempo da consulta seja curto.

Aproveite os conceitos da empatia. Qualidade vale mais que quantidade. Entender o outro - seus anseios, dores e angústias - é um desafio que, ao ser superado, oferta uma experiência e um aprendizado que levamos para o resto da vida.

RESUMO - EDUCANDO O PACIENTE

Palavras-chave: educação, promoção da saúde, empatia

Ter sensibilidade com o problema do próximo é um exercício que o profissional da Medicina precisa praticar e, assim, tornar sua habilidade técnica mais empática. Saiba quem são seus pacientes, o que eles querem, do que eles precisam e o que entendem da doença que os acomete. Quais são os hábitos de vida deles? Quais as dificuldades que irão encontrar para mudá-los? E, então, pratique a educação deles, ouvindo cuidadosamente o que eles têm a dizer. Evite um linguajar específico médico, pois tende a criar barreiras para o processo de conscientização.

Cada médico tem a sua maneira de conduzir um tratamento. Também pode utilizar-se de variadas técnicas de educação do paciente, como o uso de materiais audiovisuais, manuais ilustrativos e práticas lúdicas, entre outras que o profissional pode vir a desenvolver.

Como lidar
com as mídias sociais

"Nosso tempo é um mundo novo em folha, do tudo ao mesmo tempo, agora. O tempo cessou, o espaço desapareceu"

Marshall McLuhan,
pensador e teórico da comunicação

Não há mais dúvidas de que a Internet está cada vez mais arraigada na vida das pessoas e que as mídias sociais[2] surgem como os grandes meios de relacionamento virtual, seja ele pessoal ou profissional. Blogs, Facebook, Twitter, LinkedIn, Google Plus, Instagram e outros sites vêm ampliando a facilidade de acesso a informações e reforçando o meio de comunicação bilateral que a Internet iniciou. Em todo o mundo, por exemplo, uma em cada cinco pessoas usam as redes sociais pelo menos uma vez por mês. Esse é um dado apresentado por uma pesquisa publicada pela consultoria eMarketer em novembro de 2013, apontando também que esse número deve crescer consideravelmente nos próximos anos. Segundo o estudo, a Holanda registra a maior penetração de usuários de redes sociais com 63,5% e o Brasil ocupa o 17° lugar no ranking de penetração de redes sociais no mundo, com 34,4%, à frente de locais como Itália, México e China.

A PESQUISA APONTA QUE ATÉ 2017:

É ESPERADO QUE **2,33 BILHÕES** DE PESSOAS ESTEJAM USANDO REDES SOCIAIS, SEGUNDO A COMPANHIA

ALGUMAS PESSOAS ESTIMAM QUE A POPULAÇÃO MUNDIAL ALCANCE **7,44 BILHÕES** DE PESSOAS. NESSE CASO, **31,3%** DA POPULAÇÃO DO MUNDO ESTARÁ USANDO REDES SOCIAIS

Fonte: <www.emarketer.com>

DADOS DO BRASIL:

ENTRE OS BRASILEIROS QUE TÊM ACESSO À INTERNET, **73%** USAM REDES SOCIAIS

2/3 DOS BRASILEIROS QUE ENTRAM NA INTERNET ACESSAM-NA PELO MENOS UMA VEZ POR DIA

Fonte: <www.exame.abril.com.br>

---

[2] Nos estudos de Comunicação Social, há uma discussão sobre a diferença existente entre os termos "mídias sociais" e "redes sociais", que os distingue de forma muito tênue. Para os objetivos aqui propostos, eles são tratados como sinônimos.

Dentro desse contexto, muitos pacientes fazem uso das mídias sociais para angariar cada vez mais informações sobre sua saúde e como manter uma boa qualidade de vida. Eles seguem páginas de médicos no Facebook, acompanham seus blogs, "tweets" e buscam seu histórico no LinkedIn, começando sua avaliação na Internet e podendo, antes ou depois da consulta, gerar um grande boca a boca virtual positivo ou negativo sobre esse profissional.

Aliás, é possível que o médico fortaleça seus laços com colegas do campo da Saúde não só através das redes às quais todos têm acesso, mas também a partir daquelas direcionadas especificamente a eles, como o Ology, Memed, iMeds e o DoctorsWay, para citar os brasileiros, além do DoctorsHangout e o Doximity, que são americanos. Nesse caso, eles têm a possibilidade de juntar-se a cientistas e outros profissionais do campo para trocar informações, ideias e tirar dúvidas sobre casos clínicos, ampliando o conhecimento em sua área de atuação.

Com base nessas informações, é importante que o médico esteja inserido nas redes sociais? Sim, pois muitos pacientes e profissionais da saúde encontram-se lá e essa pode ser uma forma de aproximação bastante significativa. No entanto, é de suma importância que médico saiba como se comportar nesses meios, tendo todo o cuidado no momento de publicar determinada informação, para que não haja dados errados, publicação de informações comprometedoras para pacientes, mal entendidos e para que o pessoal não se confunda com o profissional.

PRÓS E CONTRAS DAS REDES SOCIAIS NO UNIVERSO MÉDICO

Tanto no Brasil quanto em outros países, ainda se discute bastante os limites do uso das mídias sociais por médicos. Os debates englobam, entre outros pontos, questões éticas, a autenticidade do conteúdo distribuído na internet, os desafios tecnológicos e de segurança da informação.

Inclusive, em nosso país, o uso das mídias sociais exclusivas à comunidade médica parece contar com um pouco mais de aceitação, enquanto aquelas que se estendem ao público em geral geram dúvidas. Isso acontece por quatro motivos basicamente. O primeiro é referente à veracidade das informações: aquele indivíduo é de fato um médico? O que ele publica na rede é real, está atualizado? Como não há um órgão de fiscalização que regule o que é transmitido, nas redes abertas a todos, criam-se receios e críticas àqueles que dela participam por parte de entidades médicas. O segundo motivo tem a ver com a conduta ética do médico, já que há o risco de se transmitir dados confidenciais de pacientes.

A terceira razão que também faz com que ainda haja certa resistência por parte de médicos para aderir às mídias sociais tem a ver com as fronteiras entre o pessoal e o profissional, o que pode afetar a relação médico-paciente. Um levantamento sobre os médicos presentes no Twitter, publicado no Jornal da Associação Médica Americana (Journal of the American Medical Association - JAMA), em 2011, aponta que apenas 3% dos "tweets" postados pelos médicos não tinham conteúdo profissional. Apesar disso, as consequências nem sempre eram as melhores, já que poderiam violar a privacidade do paciente, ter conotação sexual ou de discriminação racial ou ainda conter palavras inapropriadas e agressivas.

Por fim, muitos médicos passam a fazer parte das redes com o intuito de ampliar seu contato com os pacientes e colegas da área, porém, logo encerram suas contas por falta de tempo. Mais uma vez, eles são os culpados. Muitos médicos não conseguem conciliar suas atividades no consultório, na clínica ou no hospital com as atualizações nas redes e acabam, assim, por não conseguirem resultados imediatos, como angariar mais pacientes, por exemplo.

Os contras, em princípio, pesam bastante na balança. No entanto, com bom senso e a conduta certa nas redes, eles podem ser facilmente driblados. Atentemos, portanto, às vantagens das mídias sociais para os médicos e como eles podem fazer o melhor uso delas. Sim, elas podem abrir inúmeras portas e proporcionar muitas e novas oportunidades para educar e atender os pacientes. Para quem está começando a carreira, inclusive, é ideal conquistar pacientes, adquirir mais conhecimento e ampliar sua rede de contatos profissionais (*networking*) – nacionais e internacionais – a custos reduzidos. A seguir, confira mais alguns pontos positivos:

• Um grande número de pessoas poderá visualizar suas postagens;

• Contatos personalizados poderão ser realizados com pacientes em potencial;

• Campo aberto e extenso para construção de uma reputação, com a valorização pessoal de imagem e o desenvolvimento da credibilidade;

• A chance de separar a boa da má informação existente nas redes, o que também contribui para o aumento da credibilidade junto aos seguidores;

• Construir debates ricos sobre determinados temas que estimulem o conhecimento;

• Todas as possibilidades de divulgação de informação, contato com outros profissionais da saúde, atualização e marketing pessoal a custos baixos.

Não é difícil perceber que a internet e as mídias sociais, mais especificamente, oferecem grandes possibilidades para alcançar o mundo global de profissionais da mesma área ou de campos diferentes, pacientes e a sociedade como um todo. Além de facilitar o acesso às últimas atualizações de várias especialidades e a pesquisas e estudos de várias partes do mundo, permite que os pacientes alcancem informações relevantes sobre formas de prevenção, doenças etc., passando a conhecer melhor o seu corpo e o que acontece com ele.

Portanto, é só escolher a rede social e seu posicionamento em relação a ela, ou seja, se dela quer fazer parte apenas para angariar mais conhecimento, para ampliar o relacionamento e/ou para construir um nome, e começar a utilizá-la. Assim, se você quiser saber mais sobre um tópico, por exemplo, você pode usar o Twitter para seguir outras pessoas que "tweetem" sobre o tema, basicamente usando a rede social como um agregador de notícias. Se você quiser outra maneira de educar seus pacientes sobre determinados problemas, você pode começar um blog com discussões sobre temas que surgiram durante a semana de trabalho (sem discutir detalhes do paciente). Ou, se você estiver interessado em fazer *networking* com outros profissionais de saúde on-line, você pode se juntar aos grupos no LinkedIn ou a uma página de fãs no Facebook.

Para os médicos que têm o interesse em construir toda uma reputação no meio virtual, o ideal é começar atentado para as normas ditadas pelos órgãos regulatórios da profissão do país em que trabalha e seguir alguns passos fundamentais, como mostramos a seguir.

COMO AGIR

O primeiro passo é ficar atento às normas do Conselho Federal de Medicina (CFM), que, em 2011, publicou uma resolução impondo algumas restrições à participação dos médicos na internet e nas redes sociais, confira:

Segundo a resolução nº 1.974/2011 do CFM, é proibida a realização de consultas por telefone e internet, o que visa a garantir o atendimento pessoal aos pacientes. Os médicos também não podem divulgar endereço e telefone de consultórios, clínicas ou serviços por redes sociais.

Leia a seguir o que é vedado ao médico, pelo CFM, na relação com a imprensa, na participação em eventos e no uso das redes sociais, na íntegra:

a) Divulgar endereço e telefone de consultório, clínica ou serviço;

b) Realizar divulgação publicitária, mesmo de procedimentos consagrados, de maneira exagerada e fugindo de conceitos técnicos, para individualizar e priorizar sua atuação ou a instituição onde atua ou tem interesse pessoal;

c) Divulgar especialidade ou área de atuação não reconhecida pelo Conselho Federal de Medicina ou pela Comissão Mista de Especialidades;

d) Anunciar títulos científicos que não possa comprovar e especialidade ou área de atuação para a qual não esteja qualificado e registrado no Conselho Regional de Medicina;

e) Anunciar, quando não especialista, que trata de sistemas orgânicos, órgãos ou doenças específicas, com indução à confusão com divulgação de especialidade;

f) Utilizar sua profissão e o reconhecimento ético, humano, técnico, político e científico que essa lhe traz para participar de anúncios institucionais ou empresariais, salvo quando essa participação for de interesse público;

g) Adulterar dados estatísticos visando beneficiar-se individualmente ou à instituição que representa, integra ou o financia;

h) Veicular publicamente informações que causem intranquilidade à sociedade, mesmo que comprovadas cientificamente. Nesses casos, deve protocolar em caráter de urgência o motivo de sua preocupação às autoridades competentes e aos Conselhos Federal ou Regional de Medicina de seu estado para os devidos encaminhamentos;

i) Divulgar, fora do meio científico, processo de tratamento ou descoberta cujo valor ainda não esteja expressamente reconhecido cientificamente por órgão competente;

j) Garantir, prometer ou insinuar bons resultados de tratamento sem comprovação científica;

k) Anunciar aparelhagem ou utilização de técnicas exclusivas como forma de se atribuir capacidade privilegiada;

l) Divulgar anúncios profissionais, institucionais ou empresariais de qualquer ordem e em qualquer meio de comunicação nos quais, se o nome do médico for citado, não esteja presente o número de inscrição no Conselho Regional de Medicina (observando as regras de formato constantes deste documento). Nos casos em que o profissional ocupe o cargo de diretor técnico médico, o exercício da função deve ser explicitado;

m) Consultar, diagnosticar ou prescrever por qualquer meio de comunicação de massa ou à distância;

n) Expor a figura de paciente como forma de divulgar técnica, método ou resultado de tratamento;

o) Realizar e/ou participar de demonstrações técnicas de procedimentos, tratamentos e equipamentos de forma a valorizar domínio do seu uso ou estimular a procura por determinado serviço, em qualquer meio de divulgação, inclusive em entrevistas. As demonstrações e orientações devem acontecer apenas a título de exemplo de medidas de prevenção em saúde ou de promoção de hábitos saudáveis, com o intuito de esclarecimento do cidadão e de utilidade pública;

p) Ofertar serviços por meio de consórcios ou similares, bem como de formas de pagamento ou de uso de cartões/cupons de desconto.

Fonte: <portal.cfm.org.br>

Fique sempre atento ao que os órgãos regulatórios falam sobre o tema e lembre-se também de que hospitais, clínicas, indústrias farmacêuticas, chefes de serviço de residência médica e qualquer outra parte que possa estar interessada em seu trabalho podem monitorar as mídias sociais com diferentes intuitos. A Associação Médica Mundial (World Medical Association – WMA) apresentou um relatório sobre o uso profissional e ético das mídias sociais, em sua 62ª Assembleia Geral, em 2011. Apesar da data, as diretrizes apresentadas no relatório continuam atuais e dão boas orientações de como se comportar nas redes. Confira-as na lista que segue, em tradução livre:

1. Mantenha as fronteiras apropriadas na relação medico-paciente, sempre de acordo com a ética médica;

2. Estude cuidadosamente e compreenda as disposições de privacidade sobre as redes sociais, lembrando suas limitações;

3. Monitore com frequência sua presença no meio virtual da Internet para assegurar que as informações pessoais ou profissionais postadas por você ou por outrem sejam acuradas, fidedignas e apropriadas;

4. Leve em consideração seu público-alvo e avalie se é tecnicamente viável restringir o acesso ao conteúdo a indivíduos ou grupos pré-definidos;

5. Adote uma aproximação conservadora quando divulgar informações pessoais, já que os pacientes podem acessar o seu perfil. Os limites profissionais que devem existir entre o médico e o paciente podem, desse modo, ser preservados;

6. Forneça informações factuais e concisas. Não declare quaisquer conflitos de interesse e adote um tom sóbrio ao discutir assuntos profissionais;

7. Garanta que nenhuma informação de identificação do paciente seja postada em qualquer mídia social. O rompimento da confidencialidade mina a confiança do público na profissão médica, prejudicando a capacidade de tratar os pacientes de forma eficaz.

8. Chame a atenção dos estudantes de medicina e médicos para o fato de que publicar on-line pode contribuir também para a percepção pública da profissão.

9. Considere a inclusão de programas educacionais com estudos de caso e orientações relevantes em currículos médicos e de educação médica continuada.

10. Leve suas preocupações a um colega [médico] quando observar um comportamento inapropriado da parte dele. Se o comportamento violar significativamente as normas profissionais e o indivíduo não tomar as devidas atitudes para corrigir a situação, o médico deve reportar sua conduta às autoridades adequadas.

Até aqui, uma consideração relevante: em relação ao quinto tópico, é possível o médico escolher possuir dois perfis em determinada rede social: um de caráter pessoal e outro profissional, diminuindo os riscos de o médico ter a privacidade invadida, de certa forma. Entretanto, em ambos os casos é sempre bom manter o bom senso. Ainda no mesmo relatório, a WMA apontou também alguns pontos que considerou necessitarem de atenção especial. E não é para menos:

• Fotografias e outros materiais pessoais postados em fóruns sociais on-line, muitas vezes existem no domínio público e têm a capacidade de permanecer na internet de forma permanente. Assim, os indivíduos podem não ter controle sobre a distribuição final de materiais que postar on-line. [Fique atento!];

• Portais para pacientes, blogs e "tweets" não substituem a consulta cara a cara com um médico, mas podem ampliar o engajamento de serviços de saúde entre alguns grupos. Amizades on-line com pacientes também podem alterar a relação médico-paciente e podem resultar em problemas, por conta da maior exposição da vida pessoal de ambos;

• A privacidade de cada parte pode estar comprometida na falta de configurações de privacidade adequadas ou pelo uso inapropriado. As ferramentas de privacidade não são absolutas: sites de mídias sociais podem mudá-las de forma unilateral, sem o conhecimento dos usuários. Além disso, eles também podem transmitir informações a terceiros (Mais uma vez, fique atento às configurações das redes das quais faz parte e, na dúvida, mantenha o comportamento mais formal e sóbrio possível).

O que fazer, então, nas mídias sociais?

Com tantos cuidados a serem tomados para agir nas redes sociais, principalmente no que concerne ao contato com os possíveis pacientes, como agir para construir um bom relacionamento com eles, conquistando-os e gerando credibilidade e boa reputação na Internet? As dicas vêm logo abaixo:

1. Controle do tempo

O tempo é algo precioso para um médico. Se for possível, monte um cronograma de suas atividades e separe uma hora de três dias da semana, por exemplo, para dar atenção às redes sociais. Essa é uma forma de mantê-las atualizadas e dar atenção a seus seguidores, que não tomará tanto o seu tempo.

2. Reciprocidade

Se você possui seguidores que dividem o seu conteúdo ou falam algo relevante sobre você ou o seu trabalho, compartilhe em sua página para todos os seus outros seguidores. Dessa forma, aqueles que divulgaram o seu conteúdo irão se sentir valorizados, lembrados e só farão aumentar a reciprocidade e, quem sabe, irão gerar um boca a boca virtual positivo sobre o que você publica nas redes e, consequentemente, sobre você.

3. Elemento surpresa

Mais uma forma de intensificar os comentários positivos sobre você é prestar atenção no que os seus pacientes em potencial, que o seguem, estão postando em seus próprios perfis. Assim, você pode pegar um gancho para gerar um conteúdo personalizado para esses seguidores – "marcando seu nome" em sua página, por exemplo. É um modo de aproximá-los de você e de falar, explicar melhor sobre algo que eles querem saber, mas não esperavam que você fosse abordar.

4. Esteja presente

Provavelmente, um ou outro paciente entrará em contato com você para tirar alguma dúvida via rede social. O ideal, sempre, é que o atendimento seja feito pessoalmente. Por outro lado, você não pode deixa-lo sem resposta. Nesse caso, avalie seu questionamento e, se for algo simples, responda, deixando claro que, se houver mais dúvidas, ele precisará marcar

Continuação na próxima página

uma consulta, até mesmo para ser avaliado clinicamente com mais precisão. Em casos mais sérios, explique o necessário e enfatize a importância da avaliação no consultório ou na clínica.

5. Padrão de qualidade

Você não pode fazer autopromoção, mas pode postar conteúdo de qualidade. Explore sempre o seu potencial de conhecimento. Caso leia artigos ou matérias publicadas na Internet que não possuam uma validação científica comprovada ou que contenham informações erradas, informe aos seus seguidores. Ao publicar conteúdo próprio, busque a chancela de artigos científicos que comprovem o que você disse como referência. Essa é uma forma de mostrar sua preocupação em passar as informações corretas e gerar credibilidade perante seus seguidores.

Saiu na Revista DOC

"Desde que surgiram na internet, as redes sociais conseguiram delinear novas tendências em vários aspectos da sociedade e agora também na Saúde, onde já são uma realidade nos Estados Unidos, na Europa e na Ásia. Os médicos no Brasil também estão on-line, começando a usar e até mesmo criar redes sociais exclusivas para aprofundarem conhecimentos e habilidades através de atualização científica e discussão de casos e de opções de tratamentos, além de consultarem a opinião ou pedirem ajuda em diagnósticos mais complexos.

[...] Recentemente, por meio das manifestações em todo o Brasil, foi possível verificar que também os médicos utilizam as redes sociais para expor os problemas que vivem no dia a dia, suas reivindicações e suas críticas.

[...] Ao médico, basta procurar, se atualizar e descobrir que esse tipo de mídia só tem a ajudá-lo. Ainda falta no Brasil o conhecimento da existência de uma rede exclusiva para o profissional da saúde, com recursos e serviços específicos para tornar seu dia a dia mais fácil. Um desses facilitadores é a prescrição eletrônica,

Continuação na próxima página

uma ótima ferramenta para facilitar e agilizar a vida do médico. A prescrição eletrônica resulta em menos tempo no processo, mais segurança para médicos e pacientes, reduzindo erros na distribuição e na administração de medicamentos, e na disponibilização de uma série de informações que podem ajudar o médico, como as interações medicamentosas".

Médicos acessando a internet durante a jornada de trabalho para fins profissionais:

COREIA DO SUL – 92%

AUSTRÁLIA – 88%

EUROPA – 79%

BRASIL – 77%

TURQUIA – 68%

Fonte: Manhattan Research

Fonte: Trechos retirados da matéria "Está na rede social... é médico!", por Isabel Vergara. Publicada na Revista DOC, número 29, Ano 5, 2013.

Para o jovem médico que está entrando no mercado, as redes sociais são uma realidade. Algo mais fácil de acompanhar e lidar. À medida que essas novidades são compreensíveis pela nova geração é importante ficar atento aos pontos positivos e negativos de seu uso. Antes de criar um perfil profissional na internet, busque informações que possam ajudá-lo a não ir contra as resoluções do CFM. Converse com amigos que já tenham um perfil e avalie a melhor maneira de criar uma conta para interagir com os pacientes.

RESUMO - COMO LIDAR COM AS REDES SOCIAIS

Palavras-chave: redes sociais, mídias sociais, baixo custo, carreira

Se tudo for feito com cautela, respeitando os limites éticos, as redes sociais tornam-se uma grande aliada para o seu marketing pessoal. Não é incomum encontrar médicos hoje que falam sobre as patologias em programas de tv, sites, Facebook, entre outros. Uma das formas de obter credibilidade nas redes é passar uma informação correta baseadas em fontes confiáveis. Encontrando o limite que as redes lhe impõem, todas essas ferramentas disponíveis só têm a mostrar o seu trabalho e novas maneiras de buscar conhecimento.

Convênios: opção ou necessidade?

"A única coisa permanente é a mudança"

Heráclito

O desenvolvimento industrial e a deterioração do sistema público de saúde provocaram o surgimento, na década de 1960, dos primeiros convênios e planos de saúde. Atualmente, eles compõem a chamada "medicina suplementar", responsável pelo atendimento de mais de 40 milhões de brasileiros. A influência que esse sistema de convênios traz à rotina do médico é enorme.

A Agência Nacional de Saúde Suplementar (ANS) especifica seis tipos de operadoras de assistência médica no Brasil: medicina de grupo (ou plano de saúde), cooperativa médica (em que uma empresa reúne médicos próprios), instituições filantrópicas (como as Santas Casas), autogestões (médicos com planos próprios, sem ligação com empresas), administradoras (empresas de áreas diversas que oferecem planos de saúde) e seguradoras especializadas em saúde. Em setembro de 2013, a agência divulgou uma pesquisa revelando que 1.084 operadoras estavam ativas no Brasil.

Essas informações permitem que o médico tire algumas conclusões importantes sobre o mercado de trabalho. Em primeiro lugar, fica nítida a expansão da medicina suplementar nos estados da região Sudeste. Isso se deve, em grande parte, ao maior desenvolvimento industrial e social observado nessa região. No Norte e Nordeste, que apresentam baixos índices de desenvolvimento social, a medicina suplementar ainda não alcançou o patamar dos demais estados.

Outra conclusão importante é que, dependendo da área de atuação, o médico terá uma relação distinta com os planos de saúde. Nos dez estados que concentram o maior número de pessoas assistidas por planos de saúde (São Paulo, Rio de Janeiro, Minas Gerais, Rio Grande do Sul, Paraná, Bahia, Santa Catarina, Pernambuco, Espírito Santo e Ceará), a influência dos convênios no trabalho dos médicos tende a ser bastante grande. Explicaremos esse fenômeno adiante.

Por outro lado, nos dez estados que registram o menor número de pessoas atendidas por planos de saúde (Mato Grosso, Maranhão, Alagoas, Sergipe, Piauí, Rondônia, Amapá, Tocantins, Acre e Roraima), a influência provocada pela medicina suplementar tende a ser reduzida. Em lugares como esses, a grande maioria dos médicos atende de maneira independente ou em poucos convênios específicos.

Na hora de escolher um profissional, em cidades onde a medicina suplementar é amplamente utilizada, os clientes são amplamente influenciados pelas listas de médicos credenciados. Em pequenas cidades, muitas vezes, o médico escolhe não fazer parte de nenhum plano de saúde. Afinal, a população não costuma utilizar-se da medicina suplementar para o seu atendimento.

Todos esses fatores devem ser considerados pelo médico ao discutir se será conveniado ou não. É importante também destacar que o profissional precisa conhecer o plano de saúde antes de efetuar seu credenciamento. As operadoras devem apresentar dados contábeis e estatísticos, como número de clientes, as tabelas de consultas, procedimentos e as regras que irão reger a relação.

Estar ou não credenciado aos convênios é uma decisão estratégica para a carreira desse profissional. Por isso mesmo, é um ponto que deve ser analisado com calma, antes da tomada de decisão.

OS CONVÊNIOS

Nos grandes centros, os convênios dominam o mercado. Estudos recentes apontam para 40% dos atendimentos no Brasil. Na prática, o que isso significa? Em primeiro lugar, que o médico terá que receber pelos seus serviços não um valor que considere justo e adequado, mas o valor de tabela que o convênio especificar. Em segundo lugar, como a maioria das pessoas busca o especialista pelo convênio, o médico pode ser facilmente substituído: o livro do convênio oferece diversas opções, o que torna mais difícil a conquista de pacientes embaixadores.

O paciente tende a escolher seu médico devido à indicação de alguém em quem confie ou de outro médico. Quando isso não acontece, ele buscará entre os nomes disponíveis em seu plano aquele que melhor atender as suas exigências ligadas à conveniência: localização, dias e horários de consulta. Mas independentemente de como o paciente chega até o médico, é fato que deixar esse profissional e conseguir outro especialista requer pouco ou nenhum esforço.

Como a qualidade dos atendimentos é muito questionada, soa como normal que as pessoas comecem a entender que os médicos são todos iguais. Quando isso acontece, a indicação acaba perdendo força e as pessoas passam a decidir unicamente por conveniência ou por preço (no caso de procedimentos não cobertos pelo convênio).

Existe uma saída a este ciclo vicioso? Existe. O profissional que percebe cada paciente como único, que desenvolve bons relacionamentos e busca sempre compreender suas necessidades, adaptando o seu serviço a essas exigências, tem mais chances de encantar as pessoas. A boa relação médico-paciente é a base para obter esse diferencial.

Já falamos sobre isso, mas não custa lembrar que quando uma pessoa vai ao consultório, ela possui um determinado nível de expectativa. Caso tenha sido influenciada por uma indicação muito positiva ou por uma comunicação bem feita, o natural é que ela espere por um serviço de excelente qualidade. Quando o paciente opta pelo endereço mais próximo encontrado no livro do convênio, o mais natural é que sua expectativa esteja na média: nem muito alta, nem muito baixa, já que ela paga um determinado valor pelo plano e espera por um atendimento à altura desse valor. Em ambos os casos, existe uma expectativa sobre a qualidade do serviço. Quando essa expectativa é atingida, a tendência é que o paciente fique satisfeito e procure novamente o atendimento. Para os padrões nacionais, a expectativa média em relação ao serviço é baixa. Se o médico se destaca e surpreende seus pacientes, ganha muitos créditos e sua imagem se fortalece. Porém, quando o profissional consegue ir além das expectativas do paciente, este fica encantado e se torna um embaixador. No caso de um profissional conveniado, esse esforço será capaz de levá-lo a uma diferenciação entre todos os outros que estão na lista do convênio.

Esta é, com certeza, a melhor propaganda que um profissional pode ter em sua carreira. A indicação de uma pessoa a outra não tem preço, pois se baseia em fortes critérios de confiança. Dificilmente alguém aceitaria uma indicação ou recomendação de uma pessoa na qual não confia. O médico que dá seus primeiros passos deve ter isso em mente. Criar um forte vínculo com os pacientes, respeitá-los e formar de fato um relacionamento faz toda a diferença em tempos onde as consultas são cada vez mais rápidas, frias e de pouco valor agregado.

A TENDÊNCIA PELAS CONSULTAS PARTICULARES

Com o relacionamento cada vez mais complexo com as operadoras de saúde e a dificuldade de se marcar consultas médicas conveniadas, existe a tendência de muitos pacientes conveniados pagarem consultas particulares. Assim, aliado à baixa remuneração que elas oferecem, os médicos também optam por seguir essa tendência.

De acordo com os últimos dados da ANS, entre 2011 e 2012, houve uma queda de 8,5% nas consultas dos planos de saúde. Por outro lado, a quantidade de beneficiários aumentou em 1,25%, passando de 47,9 milhões para 48,5 milhões, sem que houvesse crescimento da rede que presta o serviço. Com o aumento do número de usuários cresceu também a queixa deles em relação à dificuldade de encontrar especialistas, tamanha a quantidade de médicos que vem se descredenciando das operadoras.

A alegação de muitos profissionais é a de que não compensa o investimento feito no consultório para receber das operadoras um valor muito aquém do esperado pela categoria. Para que seja possível ter uma receita positiva, é necessário atender a dezenas de pacientes em um só dia, com consultas rápidas, o que acaba comprometendo a qualidade no atendimento. Já com os atendimentos particulares, os médicos conseguem ter um ganho para cobrir seus gastos e ainda ter um bom resultado financeiro, além, claro, de ter tempo para dar maior atenção ao seu cliente e não comprometer a relação médico-paciente.

Além da má-remuneração, outros fatores contribuem para essa tendência. Contratos unilaterais, interferência no trabalho do profissional, glosas excessivas, atraso no pagamento das faturas, tabelas de honorários defasadas, entre tantas outras situações, são os principais motivos que fazem muitos médicos optarem por atender pacientes particulares.

A segmentação do público tem sido um caminho encontrado por alguns médicos. O consultório pode definir que tipo de pacientes almeja. Isso pode ocorrer com a escolha do local de instalação da sala e os valores praticados, atuando com pacientes de determinada renda. Quem segue por esse rumo afirma que os benefícios são maiores, tanto para quem presta o serviço, que possui maior rendimento, tanto para os clientes, que não sofrem com salas de espera lotadas e recebem um atendimento personalizado.

TER OU NÃO TER?

A decisão por credenciar-se ou não aos convênios de saúde não é trivial e influenciará diretamente a carreira do médico. Por isso, diversos aspectos devem ser levados em consideração antes de optar por um ou outro caminho.

O mais comum é que a maior parte dos profissionais encontre a solução por uma via "mista": atender por convênios enquanto tenta aumentar o número de clientes no âmbito particular. Embora essa seja a solução dada pela maioria, essa nem sempre será a mais adequada para o profissional iniciar sua carreira.

Em um primeiro momento, pode parecer muito mais vantajoso apostar nessa proposta, pois, dessa maneira, o médico receberia tanto os pacientes particulares quanto os conveniados. A prática nos revela, contudo que, se alguns aspectos forem ignorados, a ideia de tentar atender a dois públicos distintos pode ser desastrosa. Vejamos o porquê em alguns exemplos.

Para um médico que montou o consultório em um bairro de classe baixa, é possível que o modelo híbrido (particular-convênio) atenda as suas necessidades. Nessa região, embora o número de pacientes com convênio ainda não seja tão grande quanto em bairros de classe média, um grupo cada vez maior de pessoas passa a optar pelo plano. Logo, vale a pena estar preparado para atender a essa crescente demanda que foge do sistema público de saúde.

Por outro lado, o médico deve considerar que o atendimento particular ainda será o mais volumoso, desde que o preço esteja de acordo com a realidade desse público.

No caso de um valor de consulta muito alto, está claro que a população dessa região certamente dará preferência a outros profissionais. Como o atendimento por convênios ainda não é o mais volumoso (muito menos o mais rentável), essa é uma situação que pode gerar dificuldades para o médico manter o seu consultório.

Raciocínio semelhante pode ser aplicado a médicos que atuam em regiões interioranas. Nessas áreas, é provável que o número de usuários de convênios ainda seja baixo. Isso significa que o médico se verá "obrigado" a se credenciar. Mas uma atenção redobrada ao fator preço também é necessária. É provável que o poder aquisitivo das pessoas dessas regiões seja mais baixo. Se isso realmente for confirmado, o médico terá de montar em seu consultório uma estrutura mais econômica, o que lhe permitirá cobrar menos pelos serviços e ainda assim manter ganhos suficientes para manter a estrutura e o seu faturamento.

Pensando em uma situação inversa, com um médico que consegue instalar-se em região nobre da cidade, onde o perfil da população é de alto poder aquisitivo e cujo perfil é extremamente exigente, a decisão de fazer ou não credenciamento também passa por uma reflexão. É bastante lógico que existem convênios e planos destinados aos mais diversos segmentos. Dessa maneira, se o médico busca atender a um público de alta renda, não será necessário credenciar-se a empresas que oferecem planos às classes mais populares.

Dependendo do segmento em que atua, o médico poderá dar-se ao luxo de não atender por convênios, aceitando apenas pacientes particulares.

Mas então, como fazer a melhor escolha?

A resposta é: pesquise. Antes de iniciar suas atividades, é fundamental conhecer as peculiaridades e características do público com o qual vai conviver. Isso vale não apenas para decidir sobre os aspectos internos da estrutura do consultório ou da clínica, mas também para identificar quais credenciamentos, de fato, poderão representar alguma vantagem para a sua carreira.

Para obter maiores informações sobre como realizar o credenciamento, qual a classificação das operadoras e os tipos de planos de saúde, assim como os procedimentos cobertos, acesse o site da ANS, agência responsável por regulamentar e fiscalizar esse tipo de operação, e que disponibiliza informações atualizadas sobre a prestação de serviço dessas empresas. Para tirar dúvidas sobre a melhor opção a ser seguida, como projetar seu consultório e realizar os atendimentos, seja de forma conveniada ou particular, procure orientação nas entidades que dão suporte a carreira do médico, como o Conselho Federal de Medicina (CFM), autarquia instituída constitucionalmente, que tem a finalidade de fiscalizar e normatizar a atividade médica e realizar o registro profissional em Medicina; o Conselho Regional de Medicina (CRM), que, semelhante ao CFM, fiscaliza e normatiza a prática da Medicina, porém no estado de atuação do profissional; a Associação Brasileira de Medicina (AMB), responsável por proteger os direitos e a honra do médico, além e permitir ao profissional retirar o título de especialista; e a Federação Nacional dos Médicos (Fenam), que atua orientando os sindicatos dos profissionais da Medicina e defendendo os seus interesses.

Cada caso deve ser analisado individualmente e não há uma fórmula única. Em algumas situações, optar pelos convênios será essencial para o médico. Em outros, isso será desnecessário. Cabe ao profissional avaliar com critério e decidir pelo melhor caminho.

Também é importante ressaltar que os convênios possuem uma participação muito grande no mercado. Desde 2010, essas empresas conquistaram mais de cinco milhões de clientes. Dessa forma, o mais natural é que o médico realmente necessite de credenciamento para manter um bom fluxo de pacientes. Somente em cenários bastante específicos ou com profissionais que já construíram uma carreira muito sólida, é possível dispensar em 100% o credenciamento.

Em grande parte dos casos, a decisão será sobre "com quais convênios vou trabalhar" e "quais são importantes para o meu público-alvo", em vez de "devo ou não estar credenciado".

EQUILIBRANDO A AGENDA ENTRE CONVENIADOS E PARTICULARES

Quando falamos em convênios, a principal preocupação dos médicos deve ser o equilíbrio entre quantidade de pacientes, ou seja, o quanto estes ocupam a agenda do profissional, e a remuneração recebida por consulta e procedimento.

Um exemplo pode ilustrar bem essa relação. Para um médico que está com sua agenda totalmente preenchida por atendimentos particulares, sendo essa uma situação constante, pode-se pensar em dispensar os convênios. Se esse fluxo ainda não é constante ou seguro para o médico, talvez seja mais interessante dividir os horários e determinar dias e períodos específicos para atendimentos de particulares e conveniados, respeitando, nessa divisão, a proporção de atendimentos realizados em cada modalidade.

No caso de 60% dos atendimentos serem particulares e os 40% restantes conveniados, a divisão da agenda do consultório deve se pautar por essa orientação. O que não pode acontecer é a agenda do médico pautar-se em expectativas não confirmadas. Um clínico geral, por exemplo, pode reservar 80% do seu tempo para atendimentos particulares e apenas 20% para conveniados. Contudo, se apenas metade do tempo dos particulares foi preenchido e ele deixou de atender a outros pacientes, essa divisão o prejudicou.

É importante observar que essas incoerências acontecem quando as decisões são tomadas sem qualquer embasamento, ou seja, na base do "achismo". O mais sensato é observar com cautela quais são os padrões de atendimento verificados nos meses anteriores e, com isso, dividir os horários na proporção exata dos atendimentos verificados nesse período.

O mesmo vale em cenários opostos. Seria racional destinar mais horários na semana para atendimentos por convênio se 80% dos pacientes de um profissional não possuem ou não utilizam um plano? Com certeza não.

O que fica claro com esses exemplos é que, dependendo do caso, o médico poderá dividir seus horários de maneira igualitária ou não e, de acordo com as circunstâncias, poderá até mesmo dispensar os convênios de uma vez. Mas isso não vai depender da sua vontade, unicamente. Não é ele quem determina: "este mês atenderei 70% de particulares e o restante de convênios". É justamente o nível de desenvolvimento da sua carreira, associado a questões como perfil sócioeconômico do seu público, entre outros, que vão definir o quanto do seu faturamento virá diretamente dos pacientes e o montante que será repassado pelas operadoras.

Em alguns casos, o médico poderá, inclusive, eliminar convênios cuja remuneração esteja abaixo da média ou manter horários determinados para esses atendimentos, destinando a maior parcela da sua agenda para planos que pagam melhor ou para pacientes particulares. A seguir, apresento uma tabela com as principais características e diferenciais entre pacientes particulares e conveniados:

Aspecto	Particulares	Conveniados
Valor da consulta	Alto, livre precificação	Baixo, estipulado pelo convênio
Fluxo de pacientes	Baixo, indicação de pacientes atuais	Alto, indicação de atuais e indicação de convênios (alta taxa de uso)
Esforço para a entrada de novos pacientes	Alto	Baixo
Diluição dos custos do consultório	Custos diluídos em poucos atendimentos (alta volatilidade)	Custos diluídos em muitos atendimentos (baixa volatilidade)
Faturamento com outros procedimentos	Difícil de ser custeado pelo paciente	Facilitado pela tabela de convênios
Prazo de recebimento	Geralmente à vista	30, 60, 90 dias
Inadimplência e/ou negativa de pagamento	Quase nula	Incidência de glosas (15%)
Tempo dedicado	Alto, paciente exigente	Baixo, paciente resignado

A IMAGEM DO MÉDICO E A BUSCA PELO CREDENCIAMENTO

Como para os médicos em início de carreira o mais comum é buscar convênios e credenciar-se a eles, apresento aqui algumas dicas importantes. Hoje, não é simples obter credenciamento com os melhores planos. As exigências são muitas e isso acontece porque esses convênios, de certa forma, já estão com a sua rede de atendimento definida e "fechada", em alguns casos, com uma quantidade de médicos credenciados muito além do razoável.

Por isso mesmo, o médico que chega agora ao mercado deve entender que o processo de credenciamento é quase como uma entrevista de emprego. Nesse momento, o profissional deve transmitir a melhor imagem possível a fim de convencer a empresa de que tê-lo em seu livro de associados representa um diferencial e que isso irá trazer mais clientes a ambos. Infelizmente, nem todos os médicos percebem isso e entram em contato com as operadoras sem muitos cuidados. O resultado é óbvio: como a empresa já está com seu livro de associados lotado e não percebe diferenciação naqueles que pleiteiam uma vaga, acaba por negar grande parte dos pedidos.

Claro que não é apenas a sua apresentação que conta para o resultado ser positivo. Tudo será avaliado: o local onde você trabalha, se já existem outros médicos da mesma especialidade e na mesma região já credenciados, a estrutura do seu consultório, enfim, uma série de aspectos. Alguns deles você pode controlar da melhor maneira possível, como a estrutura física da sua clínica, a aparência e a sua própria carta de apresentação. Outros aspectos estarão fora do seu alcance, como o número de especialistas no seu bairro já credenciados no convênio. Mesmo assim, está ao seu alcance escolher o bairro onde pretende se instalar (de preferência um onde não existam muitos especialistas da sua área atuando).

E não se desespere nem desanime com as primeiras negativas. Esse é um trabalho constante e traz retorno a médio e longo prazo. O importante é que o novo médico perceba que entrar em um convênio não é fácil, mas não necessariamente essa será a sua melhor opção.

Com a Resolução Normativa (RN) 71, de 17 de março de 2004, a ANS passou a regular o credenciamento dos médicos nas operadoras, definindo as condições claras para o contrato entre ambas as partes, não havendo entre elas relação de emprego.

Os pedidos de credenciamento nem sempre são atendidos. Geralmente a recusa é feita por conta da limitação da rede credenciada, que objetiva sempre reduzir seus custos. Mas, com o aumento do número de queixa dos beneficiários, sobretudo por causa da dificuldade dos clientes encontrarem especialistas ou demora no atendimento, a ANS tem cobrado mais qualidade e cobertura por parte dos planos de saúde.

Para a realização de credenciamento do consultório, clínica ou hospital junto a uma operadora de plano de saúde são necessários alguns documentos:

Pessoa Física:

• Cópia da inscrição do Cadastro de Contribuintes Mobiliários (CCM) ou ISS junto à prefeitura;

• Cópia do CNES;

• Cópia do certificado de inscrição da entidade junto ao CRM atualizado;

• Cópia do alvará e/ou protocolo da vigilância sanitária com vigência atualizada;

• Cópia do alvará de funcionamento e/ou protocolo com vencimento atualizado;

• Cópia do cadastro na Limpurb (Coleta de Resíduos de Saúde);

• Cópia do currículo do responsável técnico;

• Cópia do CRM ou crédito do responsável técnico;

• Cópia do CPF do responsável técnico;

• Cópia do diploma do responsável técnico;

• Cópia do título de especialista do responsável técnico;

• Relação com Endereço, Telefone, CEP e dados do Local de Atendimento;

• Cópia Simples (Comprovante Conta Bancária).

Pessoa Jurídica:

• Cópia do contrato social ou ata de constituição;

• Cópia da ultima alteração contratual ou última ata de reunião;

• Cópia do cartão do CNPJ com vencimento atualizado;

• Cópia da inscrição do CCM ou ISS junto à prefeitura;

• Cópia do CNES;

• Cópia do último pagamento do ISS;

• Cópia do último pagamento da Taxa de Fiscalização de Estabelecimento (TFE);

• Cópia do certificado de inscrição da entidade junto ao CRM atualizado;

• Cópia do alvará e/ou protocolo da vigilância sanitária com vigência atualizada;

- Cópia do alvará de funcionamento e/ou protocolo com vencimento atualizado;

- Cópia do cadastro na Limpurb (Coleta de Resíduos de Saúde);

- Cópia do currículo do responsável técnico;

- Cópia do CRM ou crédito do responsável técnico;

- Cópia do CPF do responsável técnico;

- Cópia do diploma do responsável técnico;

- Cópia do título de especialista do responsável técnico;

- Relação do corpo clínico com nome, CRM, CPF e as especialidades de cada médico;

- Cópia Simples (comprovante conta bancária);

- Cópia do título de especialista dos demais médicos especialistas.

RESUMO - CONVÊNIOS: OPÇÃO OU NECESSIDADE?

Palavras-chave: concorrência, estratégia, credenciamento

A influência que os convênios e os planos de saúde exercem sobre a vida profissional do médico que atua em consultório é enorme. Por isso, é importante que o médico conheça bem as propostas das empresas que oferecem planos e as analise com calma antes de efetuar seu credenciamento.

O profissional que percebe cada cliente como único, que desenvolve bons relacionamentos e busca sempre compreender as necessidades dos pacientes, adaptando o seu serviço a essas exigências, tem mais chances de criar uma boa clientela mesmo com a concorrência dos outros médicos credenciados aos planos e convênios. Mais uma vez, a boa relação médico-paciente é a base para obter esse diferencial.

Na realidade, tanto os profissionais médicos quanto as empresas que oferecem os planos precisam encarar as difíceis questões que a saúde enfrenta atualmente. O melhor caminho é entender que os convênios fazem parte do jogo, e saber dialogar com eles é uma boa maneira de buscar entendimento.

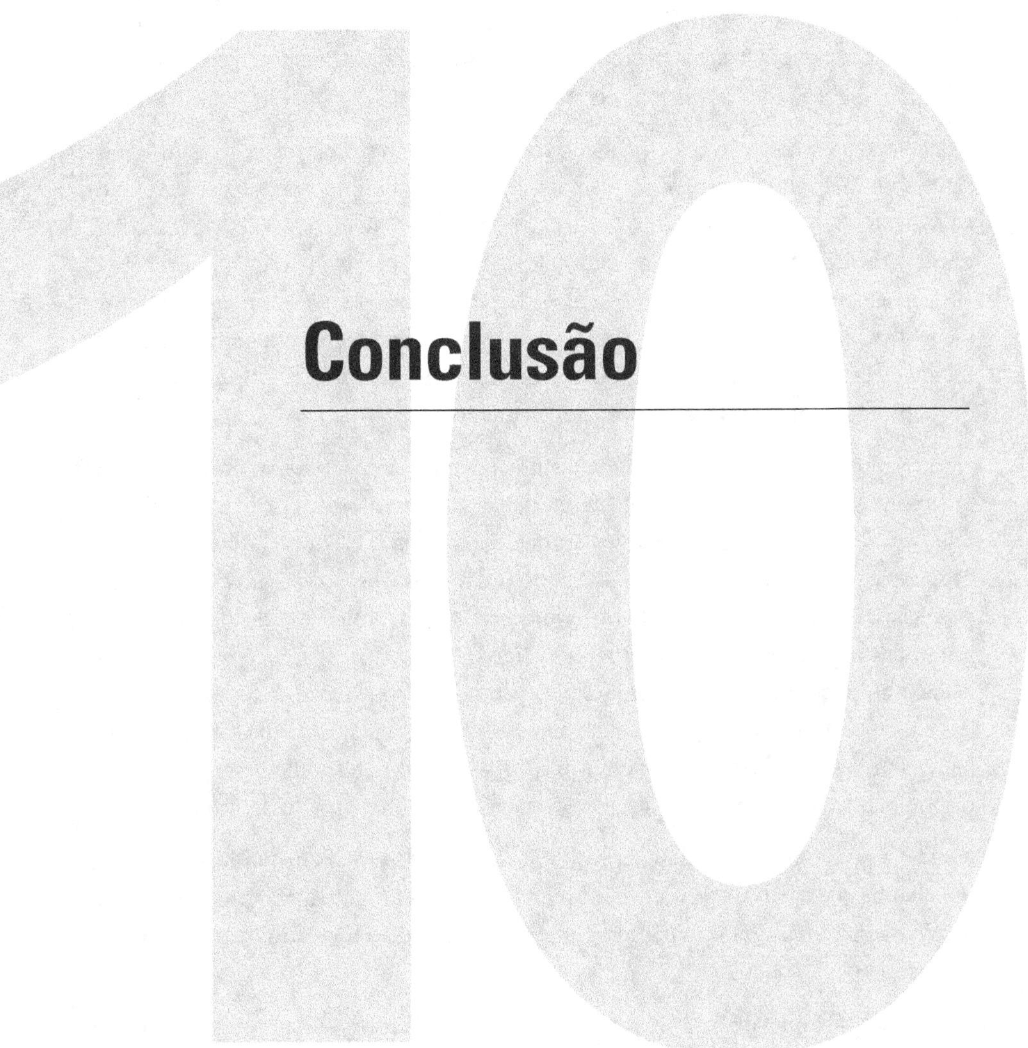

Conclusão

Para o médico que está entrando no mercado, faltam informações e uma orientação mais coesa que realmente o auxilie nesse processo. Hoje, desenvolver uma carreira em qualquer profissão é algo que exige esforço, disciplina, planejamento e muita dedicação. Na carreira médica, isso vai além, pois estamos tratando de um profissional que, em diversos aspectos, se diferencia dos demais: precisa de um prazo bem maior para obter qualificação, somando faculdade, residência e especializações. É um profissional que necessita de atualização constante. Além disso, o médico lida diretamente com o bem mais precioso que as pessoas possuem: sua saúde.

Por todas essas razões, esse profissional precisará conquistar a confiança dos pacientes no mais alto grau para ser bem sucedido. Credibilidade e confiabilidade são palavras-chave para a construção dessa carreira. Não bastasse isso, o novo médico se depara com um universo bem mais complexo no que diz respeito a sua remuneração, concorrência, desenvolvimento pessoal, entre outros aspectos. Tais mudanças no ambiente forçam uma mudança de atitude. Por isso, conhecimentos em gestão, planejamento de carreira, atendimento e relacionamento são cada vez mais imperativos para que o profissional obtenha algum reconhecimento.

Em anos de serviços prestados em instituições médicas de todos os portes, percebi que o profissional de saúde ainda encontra-se desamparado em relação a todos esses aspectos. A academia, certamente pela grande quantidade de conteúdo técnico que precisa passar aos jovens estudantes, dá pouco ou nenhum espaço para conhecimentos gerenciais. E entre os alunos, pelo próprio desconhecimento do tema e de sua futura importância, percebe-se certo descaso. Quando o cenário se inverte e o médico passa a buscar informações nesse campo, acaba deparando-se com a falta de fontes qualificadas. Embora seja evidente que a atenção dos especialistas à gestão de sua carreira venha aumentando gradativamente nos últimos anos, isso ainda não se refletiu na produção e disponibilização de conteúdo específico, o que funciona como ponto desmotivador.

Daí a possibilidade de desenvolver e publicar este livro, "Bem-vindo, doutor". O objetivo deste trabalho é justamente preencher essa lacuna de formação. É tornar o jovem médico mais bem preparado para os desafios que o mercado de trabalho impõe a todo o instante.

Apenas o conhecimento técnico não é capaz de garantir ao especialista uma posição diferenciada no mercado. Para atingir tal status, é necessário empenhar-se em outras áreas, envolvendo por completo as pessoas a sua volta e todos os públicos com os quais o médico interage no decorrer de sua vida. A proposta deste livro, desde suas primeiras linhas, não era fomentar discussões teóricas ou conceituais sobre o tema, e sim apresentar aplicações práticas e dicas simples que serão úteis no cotidiano profissional, orientando a tomada de decisão em diversas situações, das mais simples, como a melhor maneira de atender as pessoas no consultório, até outras mais complexas, como a decisão por atender ou não a determinados convênios.

Espero ter auxiliado de maneira simples e bastante prática para que os futuros "doutores" tomem decisões importantes e saibam trilhar o melhor caminho em busca de sucesso, realização profissional e pessoal. Não por acaso, o subtítulo deste livro é "a construção de uma carreira baseada em credibilidade e confiança". Entendo que esse, sim, é o grande e verdadeiro diferencial que um profissional médico pode desenvolver.

Para finalizar, apresento uma fábula que ilustra um pouco do que é a trajetória em busca de realização pessoal e profissional. Conta a lenda que uma águia e uma formiga viviam a comparar-se. A águia, sempre voando alto e planando com maestria, inspirava a todos e parecia um ser inalcançável. A formiga, por sua vez, vivia agarrada ao solo, em meio a todos os outros seres, cuidando para não ser esmagada a qualquer momento e trabalhando duro todos os dias.

Lá do alto, a águia não conseguia ver, mas a formiga não estava parada. Pelo contrário: continuava trabalhando duro e comemorando intensamente cada pequena vitória. Cada novo passo, uma nova conquista. Para a águia, parecia que ninguém mais a incomodava. Mas a formiga permanecia lá, avançando pouco a pouco.

O que a águia não percebeu é que embora ela não conseguisse visualizar a formiga, esta podia vê-la e acompanhá-la muito bem. Lá de baixo, a formiga acompanhava todos os seus movimentos e pouco a pouco ia construindo o seu formigueiro. E para os outros animais, que se limitavam a observar, também foi uma grande surpresa quando a formiga apresentou a todos o seu castelo. Durante todo o tempo em que observavam, os animais tiveram olhos apenas para a águia, que voava alto, encantava a todos, mas, na prática, pouco fazia.

Enquanto o público admirava a águia, a formiga trabalhou duro e, dando um passo de cada vez, acabou por fazer algo bem mais impressionante. Em nossas carreiras, devemos adotar uma conduta semelhante. Não devemos perder de vista quem está no topo, mas também não podemos perder o nosso tempo observando e contemplando. No tempo em que os animais da floresta permaneceram parados admirando a águia, a formiga construiu seu imenso formigueiro.

Na sua carreira, mesmo que você ainda não esteja voando alto, mesmo que as pessoas ainda não percebam o seu progresso, tenha a certeza que você está dando um passo de cada vez. E os resultados virão no momento certo. Para a águia e para todos os outros, o resultado alcançado pela formiga pode ter sido uma grande surpresa e encarado até mesmo como um milagre. Mas a formiguinha, que trilhou um longo caminho até chegar ali, sabe que nada daquilo foi por acaso.

Referências

Almeida S. Cliente nunca mais – 500 dicas para irritar ou perder o cliente sem fazer força. Casa da Qualidade; 1993.

Bangs Jr D. Guia Prático – Planejamento de marketing. Nobel; 1999.

Bordin Filho S. Marketing pessoal – 100 dicas para valorizar sua imagem. Record; 2002.

Campiolo FE. Gestão do consultório médico. Cultura Médica; 2007.

Casas A. Marketing de serviços. Atlas; 2007.

Castro AP. Automotivação – Como despertar esta energia e transmiti-la às pessoas. Campus; 1995.

Castro AP. Motivação – Como desenvolver e utilizar esta energia. Campus; 1998.

Código de ética médica – Textos legais sobre ética, direitos e deveres dos médicos e pacientes. Cremesp; 2001.

Como elaborar orçamentos – Seu guia de estratégia pessoal. PubliFolha; 2001.

Costacura LA. Administração do tempo – Um programa de autodesenvolvimento. COP Editora; 1990.

Dolabela F. O segredo de Luísa. Cultura Editores; 2005.

Dornelas JCA. Empreendedorismo – Transformando ideias em negócios. Campus; 2005.

Eker TH. Os segredos da mente milionária. Sextante; 2006.

Filho A, Pereira A. Responsabilidade civil médica e hospitalar. Del Rey; 2008.

Goodman & Gilman. As Bases Farmacológicas da Terapêutica. 10 ed. Mc Graw Hill; 2005.

Gregório R. Marketing Médico. Editora DOC; 2009.

Gretz JR. A força do entusiasmo – Como usar a fonte de energia que existe dentro de você. Talentos Humanos; 2000.

Iavelberg M. Como administrar seu consultório e suas finanças pessoais. Qualitymark; 2006.

Kanzer-Lewis G. Patient education: you can do it! A practical guide to teaching and motivating patients. Alexandria, Virginia (EUA): American Diabetes Association; 2003. p 134.

Krausz RR. Administre bem o seu tempo. Nobel; 1986.

Lima E, Lakryc J, Sales N. Segurança jurídica para médicos – Gestão de riscos. Limay Editora; 2006.

Luzzi A. Plano de marketing para micro e pequena empresa. Atlas; 2007.

Machado MH. Os médicos no Brasil – Um retrato da realidade. Fiocruz; 1997.

Maluf M. SOS Medicina – O marketing e o produto nos serviços de saúde. Mosaico; 2002.

Meyer I. Marketing para médicos – Um caminho ético. Age; 2005.

Pires A, Maria V. Motivação de equipes virtuais. Gente; 1999.

Pitanguy I. Cartas a um jovem cirurgião. Campus; 2008.

Rocha A, Mello R. Marketing de serviços – Casos brasileiros. Atlas; 2000.

Selles A, Minadeo R. Marketing para serviços de saúde. Cultura Médica; 2006.

Souza A, Almeida S. Um doutor atendimento. Casa da Qualidade; 2007.

Tavares C. A magia do cotidiano – Como melhorar sua qualidade de vida. A girafa; 2005.

Wood P. Os segredos da comunicação interpessoal. Bertrand Brasil; 2007.

Zülke ML. Abrindo a empresa para o consumidor. Qualitymark; 1991.

Sites consultados

http://www.emarketer.com/Article/India-Leads-Worldwide-Social-Networking-Growth/1010396

http://idgnow.com.br/internet/2013/11/25/uma-em-cada-cinco-pessoas-no-mundo-usa-redes-sociais-diz-pesquisa/

http://exame.abril.com.br/tecnologia/noticias/brasil-e-superado-por-17-paises-em-uso-de-redes-sociais?page=2

http://saude.terra.com.br/doencas-e-tratamentos/medicos-tem-receio-de-usar-as-redes-sociais-para-atender-pacientes,bef88c3d10f27310VgnCLD100000bbcceb0aRCRD.html)

http://www.informationweek.com/healthcare/patient-tools/healthcare-social-networks-new-choices-for-doctors-patients/d/d-id/1234884?image_number=13

http://agenciamed.com.br/a-importancia-da-presenca-de-medicos-nas-redes-sociais

http://www.dn.pt/inicio/ciencia/interior.aspx?content_id=1688166&seccao=Sa%FAde&page=2

http://saudeweb.com.br/40838/sites-e-redes-sociais-colocam-em-xeque-relacao-medico-paciente/

http://www.drteuto.com.br/blog/2012/05/16/medicos-nas-redes-sociais

http://www.a2comunicacao.com.br/blog/midias-sociais-estao-aproximando-medicos-de-pacientes-mas-ate-que-ponto-isso-e-bom/

http://www.saopaulotimes.com.br/sp/os-medicos-midias-sociais-e-pacientes-on-line/

http://g1.globo.com/ciencia-e-saude/noticia/2011/08/medicos-terao-regras-do-cfm-para-uso-de-redes-sociais-partir-de-sexta.html

http://cientifico.cardiol.br/cardiosource2/noticias/int_noticia35.asp

http://www.academiamedica.com.br/uso-etico-das-midias-sociais-por-medicos

http://www.wma.net/en/30publications/10policies/s11/

http://www.physicianspractice.com/marketing/facebook-dos-and-donts-your-medical-practice

Rev. bras. educ. med. vol.34 no.2 Rio de Janeiro Apr./June 2010

http://www.scielo.br/scielo.php?pid=S0100-55022010000200010&script=sci_arttext

http://www.who.int/topics/health_education/en/

http://www.aliancaparaumfuturolivredecarie.org/pt/br/technologies/patient-education#.U7Q8UW0d0fu

http://emprego.sapo.pt/guia-carreira/artigo/143/artigo.htm

http://revistacrescer.globo.com/Revista/Crescer/0,,EMI276065-10498,00-OS+PRIME
IROS+DIAS+DO+SEU+FILHO+DIAS+DE+GRAVIDEZ+DIAS+DE+VIDA+E+CO
MO+ESSE+PE.html

CONTATOS ÚTEIS

CFM - Conselho Federal de Medicina
SGAS, 915, Lote 72 - Brasília/DF
CEP: 70.390-150
Site: www.portalmedico.org.br/

ANVISA - Agência Nacional de Vigilância Sanitária
SIA, Trecho 5, Área Especial 57
Brasília - DF
CEP: 71.205-050
Site: www.anvisa.gov.br/

Ministério da Saúde
Esplanada dos Ministérios - Bloco G
Brasília/DF
CEP: 70.058-900
Site: http://portal.saude.gov.br/saude/

SEBRAE - Serviço de Apoio às Micro e Pequenas Empresas
Site: www.sebrae.com.br

AMB – Associação Médica Brasileira
Rua São Carlos do Pinhal, nº 324, Bela Vista
São Paulo – SP
CEP: 01333-903
Site: www.amb.org.br

ANS – Agência Nacional de Saúde Suplementar
Rua Teixeira de Freitas, 31 - 5º andar - Edifício Unisys - Lapa
CEP: 20021-35
Site: www.ans.gov.br

Sociedade Médica Brasileira de Administração em Saúde
Avenida Brigadeiro Luís Antônio, nº 278 - 7º andar
São Paulo - SP
CEP: 01318-901
Site: www.cqh.org.br

ASBAI - Associação Brasileira de Alergia e Imunopatologia
Avenida Professor Ascendino Reis, nº 455 - Vila Clementino
São Paulo, SP – Brasil
CEP: 04027-000
Site: www.sbai.org.br

Sociedade Brasileira de Anestesiologia
Rua Prof. Alfredo Gomes, nº 36 - Botafogo
Rio de Janeiro - RJ
CEP: 22251-080
Site: www.sba.com.br

SBACV - Sociedade Brasileira de Angiologia e de Cirurgia Vascular
Site: www.sbacv-nac.org.br

SBC- Sociedade Brasileira de Cancerologia
Rua Pará, nº 197, Pituba
Salvador, BA
CEP: 41830-070
Site: www.sbcancer.org.br

SBC - Sociedade Brasileira de Cardiologia
Avenida Marechal Câmara, nº160 – 3º andar - sala 330 - Centro
Rio de Janeiro - RJ
CEP: 20020907
Site: www.cardiol.br

SBCCP - Sociedade Brasileira de Cirurgia de Cabeça e Pescoço
Avenida Brigadeiro Luís Antônio, 278 - 6º andar - Sala 05 - Bela Vista
São Paulo - SP
CEP: 01318-901
Site: www.sbccp.org.br

SBCC - Sociedade Brasileira de Cirurgia Cardiovascular
Rua Beira Rio, nº 45 – Conj. 72 – Vila Olímpia
São Paulo - SP
CEP: 04548-050
Site: www.sbccv.org.br

SBCM - Sociedade Brasileira de Cirurgia da Mão
Avenida Ibirapuera, nº 2907 - Conjs. 919-D e 920-B – Indianópolis
São Paulo - SP
CEP: 04029-200
Site: www.cirurgiadamao.org.br

CIPE - Associação Brasileira de Cirurgia Pediátrica
Rua Cardeal Arcoverde, nº 1745 - Bl. A - 12º andar - Conj. 123
São Paulo - SP
CEP: 05407-002
Site: www.cipe.org.br

Sociedade Brasileira de Cirurgia Plástica
Rua Funchal, nº 129 – Conj. 21ª - Vila Olímpia
São Paulo – SP
CEP: 04551-060
Site: www.cirurgiaplastica.org.br

SBCT - Sociedade Brasileira de Cirurgia Torácica
Av. Paulista, nº 2073 Horsa I Conj. 518
São Paulo - SP
CEP: 01311-300
Site: www.sbct.org.br

SBC - Sociedade Brasileira de Citopatologia
Rua Siqueira Campos, nº 43, sala 736 – Copacabana
Rio de Janeiro - RJ
CEP: 22031-901
Site: www.citopatologia.org.br

SBCM - Sociedade Brasileira de Clínica Médica
Rua Botucatu, nº 572 - Conj. 112
São Paulo - SP
CEP: 04023-061
Site: www.sbcm.org.br

Sociedade Brasileira de Coloproctologia
Avenida Marechal Câmara, nº 160/916 - Centro
Rio de Janeiro – RJ
CEP: 20020-080
Site: www.sbcp.org.br

SBD - Sociedade Brasileira de Dermatologia
Avenida Rio Branco – nº 39 – 18º andar – Centro
Rio de Janeiro – RJ
CEP: 20090-003
Site: www.sbd.org.br

SBEM - Sociedade Brasileira de Endocrinologia e Metabologia
Rua Humaitá, nº 85 - 5º andar - Botafogo
Rio de Janeiro – RJ
CEP: 22261-000
Site: www.sbem.org.br

SOBED - Sociedade Brasileira de Endoscopia Digestiva
Rua Peixoto Gomide, nº 515 - 4º andar - Conj. 44
São Paulo - SP
CEP: 01409-001
Site: www.sobed.org.br

FBG - Federação Brasileira de Gastroenterologia
Av. Brigadeiro Faria Lima, nº 2391 - Conj. 102
São Paulo - SP
CEP: 01452–000
Site: www.fbg.org.br

SBGC - Sociedade Brasileira de Genética Clínica
Departamento de Genética Médica
Hospital das Clínicas da Faculdade de Medicina de Ribeirão Preto
Universidade de São Paulo
Campus Universitário - Monte Alegre
Ribeirão Preto – SP
CEP: 14048-900
Site: www.sbgclin.org.br

SBGG - Sociedade Brasileira de Geriatria e Gerontologia
Largo do Machado nº 29, sala 319 – Catete
Rio de Janeiro – RJ
CEP: 22221-020
Site: www.sbgg.org.br

FEBRASGO - Federação Brasileira das Associações de Ginecologia e Obstetrícia
Avenida das Américas, nº 8445, sala 711 - Barra da Tijuca
Rio de Janeiro – RJ
CEP: 22793-081
Site: www.febrasgo.org.br

SBH - Sociedade Brasileira de Hansenologia
Site: www.sbhansenologia.org.br

SBHH - Sociedade Brasileira de Hematologia e Hemoterapia
Rua da Assembléia nº 10, salas 1702, 1703 e 1704 - Centro
Rio de Janeiro – RJ
CEP: 20011-901
Site: www.sbhh.com.br

SBH - Sociedade Brasileira de Hepatologia
Av. Brigadeiro Faria Lima, nº 2391 - Conj. 102
São Paulo – SP
CEP: 01452-000
Site: www.sbhepatologia.org.br

AMHB - Associação Médica Homeopática Brasileira
Rua da Grécia, nº 142-B - Bairro Barro Vermelho
Vitória – ES
CEP: 29055-600
www.amhb.org.br

SBI - Sociedade Brasileira de Infectologia
Rua Domingos de Morais, nº 1.061 - Conj. 114 - Vila Mariana
São Paulo - SP
CEP: 04009-002
www.infectologia.org.br

SBM - Sociedade Brasileira de Mastologia
Praça Floriano, nº 55 – sala 801 – Centro
Rio de Janeiro – RJ
CEP: 20031-050
www.sbmastologia.com.br

SBMFC - Sociedade Brasileira de Medicina de Família e Comunidade
Rua Morales de Los Rios, n° 22 – Maracanã
Rio de Janeiro – RJ
CEP: 20540-010
Site: www.sbmfc.org.br

Sociedade Brasileira de Medicina do Exercício e do Esporte
Avenida Brigadeiro Luis Antonio, n° 278 – 6° andar - Bela Vista
São Paulo – SP
CEP: 01318-901
Site: www.medicinadoesporte.org.br/

ANAMT - Associação Nacional de Medicina do Trabalho
Av. Dep. Jamel Cecílio, n° 3310 – sala 610 – Jardim Goiás
Goiânia – Goiás
CEP: 74810-100
Site: www.anamt.org.br

Associação de Medicina Intensiva Brasileira
Rua Joaquim Távora, n° 724 - Vila Mariana
São Paulo – SP
CEP: 04015 - 011
Site: www.amib.com.br

SBN - Sociedade Brasileira de Nefrologia
Site: www.sonerj.org.br

Sociedade Brasileira de Neurocirurgia
Rua Abílio Soares, n° 233 - Conj. 143
São Paulo – SP
CEP: 04005-001
Site: www.sbn.com.br

SBN - Sociedade Brasileira de Neurofisiologia Clínica
Rua Teodoro Sampaio n° 2780, Sala 504
São Paulo – SP
CEP: 05406-200
Site: www.sbnc.org.br

Academia Brasileira de Neurologia
Rua Vergueiro, nº 1353 – 14º andar – sala 1404 – Torre Norte do Top Towers Office
São Paulo – SP
CEP: 04101-000
Site: www.abneuro.org

SBNPE - Sociedade Brasileira de Nutrição Parenteral e Enteral
Endereço: R. Abilio Soares, nº 233, Conj. 144 - Paraíso
São Paulo - SP
CEP: 04005-000
Site: www.sbnpe.com.br

Conselho Brasileiro de Oftalmologia
Alameda Santos, nº 1343 - Conj. 1110
São Paulo - SP
CEP: 01419-001
Site: www.cbo.com.br

Sociedade Brasileira de Ortopedia e Traumatologia
Alameda Lorena, nº 427, 14º andar - Jardim Paulista
São Paulo - SP
CEP: 01424-000
Site: www.sbot.org.br

ABORL- CCF - Associação Brasileira de Otorrinolaringologia e Cirurgia Cérvico-Facial
Av. Indianópolis, nº 740 - Moema
São Paulo - SP
CEP: 04062-001
Site: www.aborlccf.org.br

SBP - Sociedade Brasileira de Patologia
Rua Ambrosina de Macedo, nº 79 – Vila Mariana
São Paulo – SP
CEP: 04013-030
Site: www.sbp.org.br

SBPC – ML - Sociedade Brasileira de Patologia Clínica / Medicina Laboratorial
Rua Dois de Dezembro, nº 78 – Salas 909/910
Rio de Janeiro - RJ
CEP: 22220-040
Site: www.sbpc.org.br

SBP - Sociedade Brasileira de Pediatria
Rua Santa Clara, nº 292 - Copacabana
Rio de Janeiro - RJ
CEP: 22041-012
Site: www.sbp.com.br

SBPT - Sociedade Brasileira de Pneumologia e Tisiologia
Endereço da Sede - SEPS 714/914 - Bloco E - Sala 220/223 Asa Sul
Brasília - DF
CEP:70.390-145
Site: www.sbpt.org.br

SBR - Sociedade Brasileira de Reumatologia
Avenida Brigadeiro Luís Antônio, nº 2.466 Conjs. 93-94
São Paulo - SP
CEP: 01402-000
Site: www.reumatologia.com.br

SBU - Sociedade Brasileira de Urologia
Rua Bambina, nº 153 - Botafogo
Rio de Janeiro – RJ
CEP: 22251-050
Site: www.sbu.org.br

Leia também da DOC Content

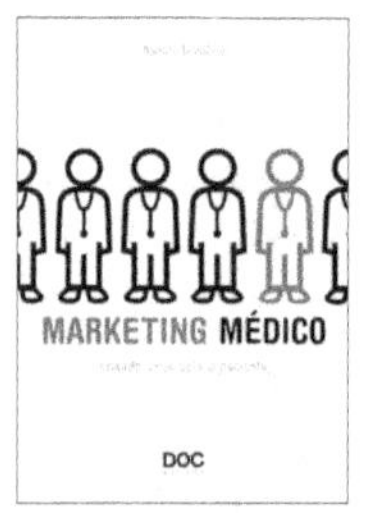

MARKETING MÉDICO
Criando valor para o paciente

Renato Gregório

Com uma abordagem direta, este livro esclarece os conceitos e a aplicação do marketing à prática médica. Guia o leitor em como agregar valor aos pacientes e desenvolver ações de comunicação e orientação para os clientes.

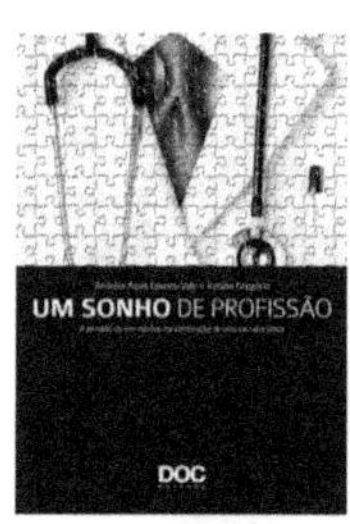

UM SONHO DE PROFISSÃO
A jornada de um médico na construção de uma carreira única

Andréia Assis Loures-Vale e Renato Gregório

Este livro convida o leitor a acompanhar a história de André Prado, um cardiologista que se envolve em uma pesquisa sobre Gestão da Carreira Médica. Para desvendar os mistérios de uma carreira bem sucedida, André percorrerá diversas cidades e conhecerá inúmeros profissionais renomados.

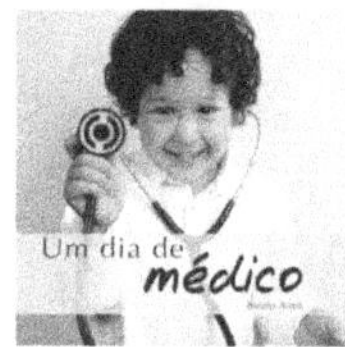

UM DIA DE MÉDICO

Bruno Aires

Este trabalho sintetiza em poucas palavras e imagens belíssimas a carreira do médico, seus desejos, sua missão e os muitos obstáculos que esse profissional enfrenta no seu dia a dia.

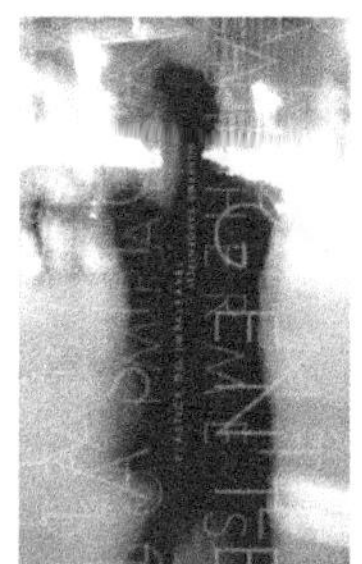

PLÁSTICA DO IMPALPÁVEL

Guilherme Sargentelli

Um livro de poesias que nasceu da experiência de um jovem médico ao deparar-se com a morte prematura de seu pai. Temas como melancolia, saudades, superação e esperança dão o tom desta obra literária.

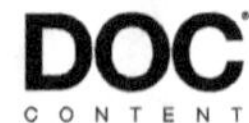